Gérard Hof

HUNDE
WOLLT IHR EWIG STERBEN !?

1. Auflage, München 1976
C Editions Stock, Paris
Gerard Hof, Je ne serai plus Psychiatre, 1976
C deutsche Ausgabe, Trikont Verlag, München
ISBN 3-88167-003-3
Herausgegeben und übersetzt aus dem Französischen:
Dr. med. Wolfgang Huber
Druck: Fa. Gegendruck, Essen

INHALTSVERZEICHNIS

Vorwort der Patientenfront 9
Vorworte des Übersetzers...................... 9
Einleitung 11
1. Kapitel 15
2. Kapitel 53
3. Kapitel 95
4. Kapitel 131
Epilog 155
Anhang 1 169
Anhang 2 175
Randglossen und -kommentare 191
Nachwort 211

Meiner Schwester gewidmet, um ihr verbotene
Freuden wieder schmackhaft zu machen.

"Was taugt geistige Gesundheit, wenn sie mir die Wirklichkeit verstellt und meine Fantasie ruiniert?"

        FRANCOISE D'EAUBONNE
        (Feminismus oder Tod).

"Ich sage, daß wir tätig sind, wenn in uns oder außer uns etwas geschieht, von welchem wir die voll entsprechende Ursache sind, das heißt eine Sache in uns oder außer uns, die nicht klar erkannt werden kann, es sei denn als Ausfluß dieser unserer Natur.
Umgekehrt sage ich, daß wir leiden, wenn etwas in uns oder außer uns geschieht oder Ausfluß unserer Natur ist, wovon wir lediglich Teil-Ursache sind."

        SPINOZA
        (Die Ethik. III.Kapitel,
        "Über die Natur der Affekte").

"Die Tätigkeit ist aus dem Leiden zu entwickeln. Die Hemmung des Protests, wie sie in den Symptomen erscheint, ist in der Dialektik von Individuum und Gesellschaft aufzulösen; aus den gehemmten Affekten der Kranken (der bewußt Leidenden) wird genau der Explosivstoff freigesetzt, der nötig ist, um das herrschende System des permanenten Mordes in die Luft zu sprengen."

        Aus der Krankheit eine Waffe machen
        (Trikont-Verlag 1972).

Vorwort der Patientenfront

Vorworte des Übersetzers

VORWORT

Gerade der deutsche Leser, und gar der politisch gebildete, weiß mit Krankheit umzugehen: man schaltet ihre Träger aus.

Wie man das auf imperialistisch besser macht, als früher im Hitler-Deutschland, davon macht der Autor nur das aller Not-wendigste her.

Was ihn in Bewegung hält ist das am Tod-in-Weiß geschärfte, am eigenen Leib erfahrene Wissen um die subversive Gewalt Krankheit; Maßeinheit Milligramm. Sie weiß er gegen die Megatonnen-Mächte gewendet - und zu wenden.

Wo Befreiung als Befreiung von Krankheit anvisiert ist, da sind die Siege so greifbar nahe, wie das Ziel ein fernstes.

Patientenfront

VORWORTE ZUR AUTORISIERTEN ÜBERSETZUNG

Befreit erraten, bestimmt nicht erfunden.

Wolfgang Huber

Einleitung

Das Minimum dessen, was ein Psychiater tun kann, um seine Gewalttätigkeit wirksam gegen das System zu richten und nicht länger auf diesem Schauplatz zu bleiben ist, seinen eigenen Wahn, der ihn bis dahin getragen hat, freizusetzen. Den Wahn, der ihn zu diesem krankhaft voyeuristischen Beruf hingezogen hat. Desgleichen hat er seine Rolle aufzugeben, Medium cartesianischer Normvorstellungen+ (+: s.Erläuterungen des Übersetzers am Schluß des Buches) zu sein. Denn wahrlich, der Klassenkampf bewegt sich heute in der Dimension kollektiver Fantasmen.

Die ganzen antipsychiatrischen Attitüden, gleichgültig welcher Spielart auch immer sie sich zurechnen, sind, soweit sie außerhalb dieser radikalen Subjektivität lokalisiert sind, opportunistischer Liberalismus und nichts außerdem.

"In revolutionären Kollektiven ist der Liberalismus extrem schädlich. Ein Rost, der die Einigkeit zerfrißt, die Bande der Solidarität löst, Passivität erzeugt und Meinungsverschiedenheiten einführt (...). Sie (die Liberalen) haben keine Lust, ihren Liberalismus durch Marxismus zu ersetzen. Sie haben sich Vorräte vom einen, wie vom anderen zugelegt: Sie reden vom Marxismus, aber den Liberalismus praktizieren sie; sie wenden ersteren auf letzteren an; letzteren auf sich selbst. Sie haben diese beiden Waren und machen von jeder fallweise Gebrauch" ("Gegen den Liberalismus", Mao Tsetung).

Nicht zufällig sind die liberalen Ausläufer unserer Drugstores+ in die antipsychiatrischen Erzeugnisse seit Mai '68 eingebettet. Die Antipsychiatrie ihrerseits ist eine bourgeoise Rückeroberungsstrategie mit der Bestimmung, Verwirrung zu stiften und dergestalt die abweichenden Intellektuellen und andere "Psychopathen" so weit zu bringen, zwischen Freund und Feind nicht mehr unterscheiden zu können.

Es steht Antipsychiatrie jeder Art und für jeden Geschmack bereit; aber ein spezifischer Teilaspekt ist ihnen allen gemeinsam. Dies Wesentliche nämlich, in letzter Instanz und koste es, was es wolle, das Abhängigkeitsverhältnis zwischen Arzt und Patient, Gesundem und Krankem, aufrecht zu halten.

Und so sind wir, die "rasenden Narren" baß erstaunt darüber, daß wir noch nie einen Psychiater und einen Antipsychiater sich haben neutralisieren sehen, wo doch diese Negation, betrachtet man sich nur einmal daraufhin Materie und Antimaterie, für uns zum schlechterdings Alltäglichsten gehört ...

Nun denn, falls der Wahn das ist, als was ihn Deleuze und Guattari (allzu?) verführerisch ausgeben, "unbewußte Umzingelung durch einen gesellschaftlich historischen Bereich", dann gehen wir, die rasenden Narren, demütig die Antipsyiater und die progressiven Psychiater um Rat fragen und lassen sie an unserer Perplexheit teilnehmen.

Ziehen wir diese Schwachsinnsakrobaten oder Vergeßlichen zur Verantwortung:

Derart unbewußte Demagogen ZU SEIN, daß sie sich nicht einmal darüber Rechenschaft geben können, daß ihr Kampf IMMER partiell ist;
Bei vollem Bewußtsein wahnhaft vergessen ZU HABEN was es mit der Unterdrückung von Großpapa Descartes auf sich hat (der Schizo, das ist Großväterchen, vgl. Guattari)!

Gegebenenfalls, wenn's anders nicht geht, gestehen wir ihnen als Entschuldigung FÜR DEN AUGENBLICK zu, im Besitz eines schlecht vom Zaumzeug der Schuld befreiten Unterbewußtseins zu sein, das sie gezwungen sind, sich unter dem Siegel ihrer libertären Verruchtheit anzulegen, um Arzt-Patient-Verhältnis und antiautoritäres Prinzip zu vermählen.

Dies Buch ist der Beginn einer commune der Verrückten, deren Keime sich derzeit in der "bahnbrechenden" Irrenanstalt Vinatier bei Bron-Lyon absetzen. Dort, wo ein Assistent seine Stelle verloren hat. Ein Disziplinargericht hat ihn ausradiert. Wenn es nun schon einmal soweit ist, daß die Behörden Psychiater für Psychiater nötig haben, wird es wohl erlaubt sein anzunehmen, daß der Sieg nicht mehr fern ist.

1. Kapitel

In den Fluren der Fak. herumschlendernd, schweiften
meine Gedanken flüchtig in die Zukunft. MAI 68 war
vorbei.
   Kehrte ich an diesen Ort zurück, so hatte ich
einigen Widerwillen niederzukämpfen. Stets war er
Inbild meiner Erniedrigung und meines Elends aus
der Studentenzeit. Anders als die Mehrheit meiner
Kollegen, die das Ende ihres Medizinstudiums glühend
herbeisehnten, sah ich dieses Ereignis ohne besondere Begeisterung auf mich zukommen. Selbst der leiseste Anschein einer Berufung war mir mittlerweile
abhanden gekommen. All diese Jahre einer verlängerten Kindheit, verbunden mit stumpfsinnigem Büffeln
in Diensten des Kapitals, hatten mir den Geschmack
an der Krankheit gründlich verleidet. Und zu allem
Überfluß zeichneten sich nun auch noch die betrüblichen Beweggründe dieser Berufswahl deutlich genug
ab: Wunschträume meiner Eltern, mir im Verhältnis
von Herrschaft und Knechtschaft mit allem Vorbedacht die Rolle des Herren zu garantieren und zuzuspielen, mich in einem **Künftig-ohne-mich**[+] von
jedem Angewiesensein auf ärztliche Hilfe loszumachen; denn die ersten mir von dieser Seite geschlagenen Wunden waren erst vernarbt.
   Die Medizinische Fakultät von Lyon erinnert an
einen wohlproportionierten Termitenbau für Schatten
von Menschen. Es macht keinen Unterschied, ob man
die verflixten Flure einmal nach rechts oder einmal
nach links abschreitet, einmal nach links oder einmal nach rechts. Eine Etage ist wie die andere. Es
war, als seien diese farblosen Flure auf Zeit und
Ewigkeit nur dafür da, daß zusammenhanglose, hohläugige Studentengruppen darin hin und hergingen, in
Ewigkeit dazu verdammt, hinter irgendeiner der
Milchglastüren die erlesene Erfahrung des Initiatenschmerzes[+] zu machen, sich die eine Stunde obligatorischer Anwesenheit dahinter zu langweilen. Einzig
die Raffinesse der Austattung dieser einzelnen Folterkammern war unterschiedlich:

   - Physiologisches Labor
   - Anatomisch-pathologisches Museum,
   - usw.

Am Leitfaden der tagtäglichen Langeweile meiner
Krankenhauspraktika hatte sich mir die wahre Funktion
der Medizin des Kapitals zunehmend enthüllt, und ich
fühlte mich dadurch angeekelt; das Krankenhaus war zu
einem Schlachtfeld für Menschenexperimente geworden,

auf dem die Schutzherren sich auf dem Rücken der Kranken mästeten. Der Einzelfall stand weit im Hintergrund der einseitigen und gewinnorientierten Interessen des Abteilungsleiters. Oder gab es ihn etwa nicht, den Kinderpsychiater M.K..., der sein tägliches Pensum Luftencephalogramme[+] an schwachsinnigen Kindern absolvierte, einzig um einen bestimmten Fixbetrag pro Untersuchung einzustreichen. Was kümmerte ihn dabei das Risiko bleibender Kopfschmerzen, die mit dieser Untersuchungsmethode verbunden sind und deshalb ihrer Anwendung bei Erwachsenen Grenzen setzen? War ich etwa nicht Augenzeuge, als einer wegen religiösem Wahn operiert wurde? Damals war ich Praktikant bei dem in jeder Beziehung deplacierten Neurochirurgen M.Lecuir; ein schrecklicher Mensch, der die Familien nur durch seine aristokratische Eleganz bestach. Vermutlich hatte er einmal irgendwo eines dieser wahnhaften wissenschaftlichen Erzeugnisse gelesen, in denen behauptet wird, bestimmte Formen religiösen Wahns entstünden aus einer hypothetischen Ansammlung von Viren im Gehirn. Alle Tests auf Viren (einschließlich einer diagnostischen Lumbalpunktion[+]) waren negativ ausgefallen, hatten nichts ergeben. Aber das konnte ihn mitnichten daran hindern zu versuchen, seine Hypothese zu bestätigen und in den Nervenzellen seines Opfers herumzuwühlen. Dabei fällt mir der Tag ein, an dem er verzweifelt nach einem Blutgefäßknäuel im Schädel eines anderen Kranken suchte. Ungeachtet der ihm zur Orientierung mittels Bildschirm verfügbaren frontalen und seitlichen Arteriographien, kratzte sich der Chef zuckend und zögernd munter voran. Seine beiden Assistenten hatten sich zu beiden Seiten des Chefs auf ihre Schemel gekuschelt und versuchten das Leben des Unglücklichen zu retten, indem sie Ratschläge zur Topographie[+] gaben. Im krampfhaften Bemühen, einen Blick ins Operationsfeld zu erhaschen, klammerten sie sich, Akrobaten gleich, vornüber gebeugt, an einen winzigen Balken unter der Decke. Ganz Auge, sahen sie nicht einmal die dicke Staubwolke, die ihre Hände aufgewirbelt hatten und die als Regen niederrieselte... Aber wo bleibt da die Asepsis?[+] Da kommt dem Assistenten ein genialer Einfall:

- Oh! Herr Professor, Entschuldigung, ich habe Ihren Ellbogen berührt.

- "Was sind Sie doch ungeschickt! Los, Goutelles, übernehmen Sie, ich muß mich umziehen gehen."

Und genauso verlangt es das strenge Ritual der Asepsis. Und man sieht den Chef, wie er sich auf leisen Sohlen entfernt. Die Ehre war gerettet. Inzwischen beendete der Assistent die Operation im Handumdrehen, mit völlig unangebrachter Hast. Lecuir ist nämlich nicht zurückgekehrt... Man ist eben Chef fürs ganze Leben.

Der praktische Arzt seinerseits ist zum blinden Zulieferer der letzten Wunderdroge geworden. Er wird von Arzneimittelvertretern überschwemmt, deren Service von "Gutachten" der Klinikchefs trieft, in denen die Überlegenheit ihrer Erzeugnisse bezeugt wird. Es werden einem immer die Worte fehlen, die ausdrücken könnten, welches Niveau objektiven Betrugs jeweils erreicht ist. Wenn es meine Zeit erlaubte, machte ich mir manchmal den Spaß, in aller Feindseligkeit mit diesen Vertretern der Drogenmaschinerie zu diskutieren. Sie hatten derart schnelle und "perfekte" Bildungsgänge hinter sich, daß die meisten wirklich von der Überlegenheit "ihrer" Produkte überzeugt waren. Ich erinnere mich, einen aufgegabelt zu haben, der mir eines der Nitropräparate zur Erweiterung der Herzkranzgefäße vorstellte. Der "Beweis", den der vorbrachte war von der Art, wie er bei Schnellfärbern üblich ist und vom Typ "vorher-nachher". Es ging darum, zwei Röntgenbilder eines Herzens miteinander zu vergleichen, deren Blutgefäße mit einer trüben Flüssigkeit injiziert waren: die Spärlichkeit der Durchblutung VORHER kontrastierte mit dem reichen Zweigwerk NACHHER. Ich machte ihn darauf aufmerksam, daß zum Bild von VORHER "weiche", zur Aufnahme von NACHHER "harte" Röntgenstrahlen verwendet worden waren, und daß so ein Unterschied hinsichtlich der Trübung im Herzmuskelgewebe selbst vorgespiegelt wurde. Ich weiß nicht, ob ich ihm mit dieser Bemerkung einen persönlichen Schlag versetzte.

Der arme Allgemeinmediziner, Prolet im Arzneiwesen der Konzerne, selber mit dem Abenteuer Kapitalismus verschachtelt und von der Konkurrenz gedrückt, er hat nicht einmal mehr das Recht, Aspirin zu verschreiben: "Das gilt als unseriös." Es ist wahr, daß Laboratorien ihm das schlaue und weniger "pathogene" Placebo-Aspirin[+] zur Verfügung stellen, ein Aspirin, das man nicht einmal am Namen wiedererkennt.

Vielleicht werde ich später über den Mechanismus berichten, durch den die Assistenten der Psychiatrie von Vinatier, in der Hauptsache *Antipsychiater*, dazu kamen, zur Zeit als es in Mode war aus Dogmatil[+] die letzte antipsychiatrische Droge schlechthin zu machen, denn es ist die letzte chemische Zwangsjacke aus der letzten Serienanfertigung.

Zur Vereinfachung und Übersichtlichkeit bedienen wir uns in der Folge oft des Ausdrucks "Antipsychiater" um ganz global die verschiedenen Arten zeitgenössischer Psychiatrie zu beschreiben, die seit Mai '68 nicht aufgehört haben, aus dem Boden zu schießen ohne es geschafft zu haben, zur Raffinesse von Kategorien der Unendlichkeit aufzusteigen. Des Weiteren haben die Mediziner ja schon damit begonnen, die ersten diplomatischen Schritte der Vorhut des Gesundheitswesens vom Mythos der Demystifizierung vorzubereiten. Dies durch Publikation einer Broschüre, die den Begriff Antimedizin einführt.

Für den Augenblick befinde ich mich einmal mehr in den schmutzigen Gängen der Fakultät, die "funktionell" mit farbigen Rohrleitungen ausgeschmückt sind. Eitriges Gedärm verlängert hin zum Kellersystem des Krankenhauses von Grange-Blanche. Ich ging da nur hin, wenn es unumgänglich war. Dann machte ich mich zum Büro des Herrn Colin, seines Zeichens Kriminologe, auf den Weg, um ihm das mitzuteilen, was ich nach meiner Überzeugung für ein Thema hielt, geeignet für eine wissenschaftliche Abhandlung. Dem Wohlwollen Alains habe ich es zu danken später erfahren zu haben, daß diese graue Eminenz mit Christdemokraten vom Kaliber eines Basaglia[+] mauschelt.

In der Tat hatte ich mir das Hirn auf der Suche nach einem Thema zermartert, von dem ich den Verdacht hatte, es könnte mich interessieren, wobei es mir auch darauf ankam, diesem Interesse taktisch die nötige Portion Energie einzuflößen um dieses letzte Hindernis, diesen höchsten Mummenschanz hinter mich zu bringen.

Ich habe es inzwischen bestanden. In Neuro-

logie. Ich habe den Fall zweier Zwillinge ausgewählt mit zwei genetisch seltenen Krankheiten, was natürlich den Umfang der Bibliographie erheblich reduzierte; als Frucht meiner Sorgfalt ist es mir gelungen, auf einige zwanzig Seiten zu redigieren. Die Arbeit lief Gefahr, zurückgewiesen zu werden, denn es ist da die Rede von der Ohnmacht der Wissenschaft angesichts solcher Erbkrankheiten, die an Häufigkeit ständig zunehmen. "Sie sind ein Sonderling, und dabei hat Ihre Arbeit sogar einen Haufen Niveau. _Jene sind zu Stars der klinischen Szenerie geworden!_ Aber Sie, wofür halten Sie sich eigentlich? Für einen Journalisten vom Nouvel Observateur?", fragte mich Dr.Schoot, wobei ihm die Augen förmlich aus dem Kopf quollen. Dr.Schoot ist mein Hausarzt seit den Tagen meiner zarten Kindheit.

Schließlich wurde die Arbeit dann doch akzeptiert; Girard, der Chef, fand, sie sei zumindest dazu gut, die Studenten von Schuld zu entlasten rücksichtlich der offiziellen Wissenschaft. Während der Zeremonie deckte mich jedes Mitglied der Jury mit einer Breitseite von Beleidigungen ein. Niemand, außer meiner Mutter war erschienen, und auch diese nur, weil es mir nicht gelungen war, sie daran zu hindern. Ich verstand die Bemerkungen von Dr.Schoot sehr gut, allerdings ohne daß er etwas davon wußte. Hatte er doch die Sitzung schon bestens eingeleitet, indem er mir wie im Fieber einen Aschenbecher hinhielt und mich durch Gesten zu bestimmen suchte doch angesichts der Würde der Jury, meine Zigarette auszumachen, immer einen Zeigefinger an der Schläfe, was bedeuten sollte, daß mir, nicht anders als meiner Mutter, eine bestimmte Rubrik fehlte:

-"Ich betrachte dies als Notexamen, vergleichbar jenen, die man auf die Schnelle Ärzten gewährte, die auf dem Weg zur Front waren."

Besser hätte es dieser brave Mann wirklich nicht sagen können.

So habe ich also mein Diplom und kann es mir einrahmen lassen.

Es war zu selben Zeit, daß ich mehr und mehr alles verachtete, was mit Medizin zusammenhing, und den klarsten meiner Abende

verbrachte ich damit, auf dem Straßentheater
zu "kämpfen". Ich war dort Mitglied einer Gruppe
von Enragés[+], die wieder bewußt an Überliefertes
aus alten Mysterienspielen anknüpfen wollte. Zu
unseren Aktivitäten gehörten auch wöchentliche
Improvisationen mit der Bande von Mermoz-Sud.
Mermoz-Sud ist eines dieser Ballungsgebiete der
Unmenschlichkeit, Endstrecke aller Wunder, die
Stadt umschlingend wie ein Schraubstock. Zur
Nachtzeit zögerten die Bullen nicht, ihre Hunde
auf die jungen "Strolche" loszulassen, die sich
dort herumtrieben. Ich schlug also M.Colin vor,
einen psychosoziologischen "Apparat" über dieser
"Erfahrung" zu errichten, wobei ich mich fragte,
wie dieser Tribut zu entrichten sei, ohne meine
Freunde zu verraten.

Nach einer kurzen Konversation des Typs: "Was
haben Sie für später vor? Wollen Sie sich spe-
zialisieren? - Nein - praktischer Arzt werden? -
Bestimmt nicht!", starrte mich Herr Colin hinter
seinem Schreibtisch aus vorquellenden Augen an.
Meine Unentschlossenheit schien ihn zu entsetzen
und sein Blick nahm mehr und mehr den metallischen
Glanz des Klinikers an:

- "Dann beginnen Sie halt mit einem gruppendynamischen Praktikum, und hinterher sprechen wir
uns wieder."

Bepackt mit diesen ersten Entdeckungen bin ich
zurückgekehrt, nachdem es mir "vergönnt" gewesen
war, eine fusionierende Gruppe zu durchqueren,
wo ich mir noch dazu den Platz eines emotionalen
Motors zurechtgetrimmt hatte.

Das besorgniserregendste an dieser Affäre aber
war, daß ich auf die wahnhafte Überzeugung abge-
fahren war, homosexuelle Beziehungen mit einem
Seminaristen aus meiner Gruppe gehabt zu haben.
Er selbst hat dies dann später dementiert.

Bestochen durch diese neuen Perspektiven
zögerte ich nicht, zum nächsten Wahlgang für
Famuli ein Praktikum in Psychiatrie zu machen.

Mit dem psychiatrischen Landeskrankenhaus
Vinatier hatte ich schon nachbarschaftlichen
Kontakt gehabt. Ich war wohlvertraut mit der
blicklosen Mauer des "Bürgersteins von vorn"[+],
die ich vom Fenster des Speisesaals aus sah, als
ich im Boulevard Pinel wohnte und im P.C.B.[+] war.
Sobald meine Augen zerstreut von der vor mir

21

liegenden Arbeit abschweiften, drang mein Blick jedesmal durch dieses den Durchblick versperrende Nichts. Besonders die kurzen, nebligen Wintermonate sind es, die mich noch immer an diesen Eindruck erinnern, wenn ich meine Frau zur Arbeit begleitet hatte, und ins kalte Haus zurückkam. Gehalten zu studieren, konnte ich mich dennoch nicht dazu durchringen. Ich sah, wie sich von der bleichen Mauer die Umrisse der Krankenschwestern der neurologischen Klinik abhoben, die zur Arbeit gingen. Für jeden Bürger von Bron, hätte man von ihm verlangt eine Gedächnisskizze seines Wohngebiets anzulegen, hätte es auf der Landkarte ein "Niemandsland" gegeben, unentdeckt im Umkreis von etwa 6 Quadratkilometern, entsprechend der Oberfläche des Krankenhauses, wo gleichermaßen unbekannte Dinge vorgehen mußten, wie hinter der glatten Stirn eines Leichnams. Für jeden Einwohner von Bron und gleichermaßen von Lyon ist Vinatier diese breite, umzäunte Sperre, so geheimnisvoll und drohend, wie die personifizierte Verrücktheit. Lediglich nach der Straßenseite der Umzäunung hin lastet ein grasbewachsener Hügel über der Mauer. Fuhr ich im Wagen vorbei, so behielt ich den Eindruck von grauen Umrissen im Bewußtsein zurück, die dort saßen und ruhig den Verkehr beobachteten. Diese Stelle war fantasmatischerweise der Ort des Schwachsinns in seiner Allgegenwart.

Sehr viel später habe ich das Bedürfnis verspürt, dieser Stelle mit einer Freundin zusammen einen Besuch abzustatten. Schon seltsam, daß dieser Hügel immer in dieselben Qualitäten der Fremdheit gehüllt war, ob nun von innen oder von außen. Ich sah ihn dann täglich vom Fenster meines Arztzimmers im Pavillon "Regain" aus. Für die Krankenschwestern war er oft Gegenstand ihrer Überlegungen und Anspielungen. Wir gingen dazu über, ihn Tempel der Verrücktheit oder Tempel der Liebe zu nennen. Zur großen Überraschung von S... war ich auf dem Weg dahin immer sehr bedacht, von Leuten aus meinem Pavillon weder gesehen noch erkannt zu werden, eingedenk des einem Sakrileg gleichkommenden Skandals, dessen Urheber ich wäre.

Es war Nacht. Die Straßenbeleuchtung warf gelbliche Reflexe. Stille hinter uns. Uns zu Füßen machte ein langer Faden lärmender Wagen mit leuchtenden Scheinwerfern den Eindruck fieberhafter und ungeordneter Aktivität. Bei dieser Gelegenheit machte ich die Initialerfahrung, wie äußerst relativ doch Verrücktheit ist, brauchte ich doch nur auf die Verrückten zu reflektieren, die dort saßen und das aufgeregte Treiben außerhalb betrachteten, jene, mit denen ich mich in dieser Stunde mitleidlos vereinte. Dies umso mehr, als ich wußte, daß mein Kommen und Gehen unter eben diesem Vorzeichen überwacht wurde.

An dieser Stelle bleibt der Zusammenhang noch durchaus gewahrt, wenn ich eine Anekdote erzähle, deren parabolische Bedeutung die ganze noch folgende Geschichte enthält.

Wir waren gewohnt, in Vinatier zu telefonieren. Dazu reichte es, wenn man mit dem Wagen ins Allerheiligste der Heiligen vordrang und zwar durch das einzige zum Boulevard Pinel hin offene, mit zwei schweren Metallportalen versehene Loch. Sie waren vom Wärter aus, zur Rechten in einiger Entfernung in seinem Glashaus, langsam und wie von Zauberhand zu öffnen und zu schließen. Man ließ seinen Wagen auf dem Parkplatz links hinter dem Eingang und drang zum Verwaltungstrakt vor, wo ein Taxiphon war. Danach kam man umstandslos wieder heraus.

Eines Sonntags, wir waren gerade zur Froschjagd unterwegs, setzte mich meine Frau dort ab. Sie ging Bekannte besuchen, während ich telefonierte. Anschließend setzte ich mich auf ein Mäuerchen vor dem Verwaltungsgebäude in die Sonne, rauchte eine Zigarette, und wartete auf die Rückkehr meiner Frau. Ich war in Fischerkluft, militärisch gekleidet und barfuß.

Zur Linken den Glaskasten der Pförtnerloge und das Ausgangsportal. Rechts von mir und nach der Tiefe zu: eine breite, unbelebte Straße mit Landhäusern und Gärten am Rand und noch tiefer in der Perspektive das eindrucksvolle und majestätische Bild einer Kirche. Später erst erfuhr ich, daß da die Dienstwohnungen der Medizinischen Chefs lagen, zumal auch die von Jacquelin, dem Direktor von Vinatier. Das Ganze also in mancher Hinsicht an eine Art Oberstadt für Kolonialherrn erinnernd.

Einer im weißen Pullover und per Rad kam von dort her auf mich zu und hielt, als er auf gleicher Höhe war an. "Sie wissen doch, daß Sie von Rechts wegen hier nichts zu suchen haben", sagte er mit honigsüßer Stimme.

"Ach! Verzeihung", sagte ich, während ich schon vom Mäuerchen stieg und auf den Ausgang zuging.

"Nein, nicht hier durch; hier gehts lang", machte er in kategorischem Tonfall und deutete mit dem Zeigefinger nach innen.

Völlig außer mir erklärte ich ihm, daß ich mit seiner Niederlassung keinerlei Hühnchen zu rupfen hätte, lediglich zum Telefonieren vorbeigekommen sei und nur auf meine Frau warte, mit der ich verabredet sei.

Zum Schluß meinte er dann verbindlich, ich könne ruhig bleiben, denn ich sei in Ordnung. Nachdem er weggegangen war, hatte er eine lange Unterredung mit dem Pförtner.

Ich beschloß dann, nach Hause zu gehen und dort auf meine Frau zu warten. Denn abgesehen davon, daß sich ihre Rückkehr doch länger hinauszuzögern schien, hatte mich irgendeine unbestimmte Unruhe befallen.

"Wo wollen Sie hin?" machte der Wärter, als ich an seiner Loge vorbeiging.

"Nach Hause zurück", war meine Antwort.

Da verließ er seinen Käfig und verstellte mir den Weg zum Ausgang. Erst blickte er mir starr ins Gesicht, dann glitt sein Blick so allmählich von Kopf bis Fuß, um sich dann wieder von Fuß zu Kopf zu heben. Er setzte ein steifes und doofes Lächeln auf, um mir langsam, im Gluckenton von Großpapa zu Enkel zu sagen:

"Barfuß gehts uns besser, wie?"

Ich, in Panik:

"Nein, aber wissen Sie, ich war auf Froschjagd."

"Ah! auf Froschjagd gehen Sie!"

Gleicher Ton, gleicher Hohn. Ich fühlte mich aufgespießt. Er wollte meine Papiere sehen. Keine dabei. Endlich meine Frau. Ich stürzte mich fluchtartig in den Wagen und fuhr davon.

Noch immer befällt mich ein Frösteln, stelle ich mir die Vogelperspektive auf Vinatier vor, wie sie sich durch die verglasten Riesenlöcher vom Speisesaal aus fürs Personal der Nervenklinik darbot. Er lag in der letzten Etage dieses Wunderwerks der Baukunst. Ein grüner, trostloser Raum, Pavillonstil, quadratisch, grau und verbraucht,

eingeschnürt in diese verruchte Mauer. Die Eindrücke von Konzentrationslager und Kantine in Idealkonkurrenz; denn Nickelwerk und Holzvertäfelung beeindruckten als sehr *amerikanischer way of life*.
Alles zusammen konnte diesen Eindruck nur verstärken, den ich am Tag meiner Ankunft bei Hockmann auf der "Männer Zwo" hatte. Am Ende der breiten Straße zur Kirche stand zu lesen: "Hier endet die Promenade für Kranke". Davor promenierte eine Population, wie sie nicht besser in *Nacht und Sturm*[+] gepaßt hätte, die Straße entlang. Hosenbeine zu kurz, anstelle eines Gürtels irgendwelche Verschnürung und allenthalben körperliche Verkrüppelungen, Hinkende und ein Aufgedunsensein, das ich später der Wirkung neuroleptischer Drogen[+] zuzuordnen lernte. Aber das sind ausgefahrene Gleise. Ich überlasse es gern andern, sich diese Rosinen heraus zu picken und daraus irgendwas zusammenzuschreiben, etwa im Stil von *Mauern der Asyle*[+]. Die haben dann hinterher wenigstens das Gefühl, sie hätten damit ihren riesenhaften Anspruch "das Leben zu heilen" voll eingelöst. Ich will also so schnell wie möglich die gleich Gefängniszellen vergitterten Fenster übergehen, die dreckigen Steinfliesen, die dreckigen Vorhänge, das Dämmerlicht da innen drin, die von außen verschlossene Tür. Dies alles ist allzu alltäglich. Und nur um es von sich wegzuschieben, redet man halt darüber.

Die "2" war Teil der ältesten Gebäude. Sie war, zwischen ähnlich aussehenden Pavillons, in den alle tragenden Grundriß eines riesigen Hufeisens eingelassen. Aus dem Inneren des Hufeisens gelangt man in den Innenhof. Graue, erblindete Fassade, per Schlüssel verschlossene Tür mit einem alten Patienten, dem die Clique, der er dient vertraut. Jenseits des Hufeisens ein in eine Mauer eingeschnürter Garten mit Graben, wie an Festungen. Das war der Männerflügel. Symmetrisch und auch sonst ähnlich gab es auch den Frauenflügel. Dazwischen Apotheke und Kirche. Dieser Architektur ist die planvoll gehandhabte Unterdrückung auf den Leib geschrieben; die im Zentrum liegende Apotheke verteilt - Sonnenstrahlen gleich - nach allen Seiten die Unterdrückung mittels Medikamenten,

*während die Kirche symbolisch die Trennung der
Geschlechter garantiert.*

Es war auf der "2", wo sich hinter verschlossenen Türen zwei Jahre später eine Szene anderer Art abspielte.

Schon recht merkwürdig, dieser Pavillon 2. Ich wurde in Hockmanns Büro geführt: zwei Tische, ein Sofa, Stühle. Langes Vorgespräch. Mein Chef ist jung, pfiffig, sympathisch und bestechend. Das gilt uneingeschränkt; es geht hierbei, wohlgemerkt, nur um ärztlich-personale Belange. Gelegentliches Fehlen wird nicht autoritär kontrolliert. Es geht vielmehr ums unternehmerische Engagement. Es ist viel die Rede von Politik, von Psychotherapie in Institution und Familie. Manchmal klopft ein Patient an die Tür. Allgemein aber geht es nur darum, den Kranken abzuwimmeln, um sich umso heftiger wieder in die Debatte zu stürzen. Nie im Leben war ich so fleißig!

Ich war schon Famulus bei Hockmann, als eine junge Belgierin, an deren Namen ich mich nicht mehr erinnern kann, eingestellt wurde. Es handelte sich um eine Art Psychologin und ich merkte, daß sie eine Menge von mir hielt, seit ich ihr die vier Wahrheiten auf diesem Kurs für Gruppendynamik gesagt hatte. Sie gehörte zur typischen bourgioisen Minderheit und hatte außer Verführungskünsten nichts im Kopf, als zu lächeln und schöne Augen zu machen, und dies alles mit übelstem belgischen Akzent. Sie legte mir ihr Problem auseinander. Vor ihrer Rückkehr nach Belgien zwecks Heirat hatte sie noch eine Art Bericht über ihr kriminologisches Praktikum bei Colin zu machen und war sehr stolz darauf, dieses Pensum in Vergnügen verwandelt zu haben, indem sie diesen Zwang Papier zu beschwärzen in den Zwang Häute anzuschwärzen verwandelt hatte.

Ich bediene mich dieser Episode, um genau zu bestimmen, um was für eine Fachdisziplin der Medizin es geht, wenn von Kriminologie die Rede ist. Colin, als Lehrstuhlinhaber, machte so seine Schiebergeschäfte mit den Christdemokraten, wie Basaglia[+], war Boss einer Soziater-Mannschaft, die sich die Gefängnisse ausgesucht hatte, um ihren vampirhaften Durst, zu missionieren, zu stillen. Colin wußte, daß es einige Zeit beanspruchen würde, mich von meiner frevlerischen Abweichung zu erholen (s.oben). Sein mageres Gesicht war von einem spärlichen, grauen Haarkranz umgeben, unter dem die fettige Haut weniger abstach. Er trug immer dieselbe graue, bis zur Fadenscheinigkeit abgewetzte Weste über einem schmierigen Hemd, und eine Krawatte, deren Knoten er schon seit Ewigkeiten gebunden hatte. Ein gerupfter Raubvogel, dem die Knauserigkeit aus allen Löchern guckte. In seinen gerichtsmedizinischen Übungen unterhielt er sich mit den Studenten gegen Ende über deren ärztliche Pflichten (ein Verbrechen soundso = eine Strafe soundso) in näseldem und schleppenden Tonfall. Tartufe[+] einer anderen Epoche, war er erstaunlich gut angepaßt.

Im Vorbeigehen sei angemerkt, daß all jene Aspekte, die mit der Regelung des Verhältnisses zwischen Gesellschaft und Arzt zu tun haben, lediglich wie eine Art letzter Feinschliff gegen Ende des Studiums abgelassen werden, und dies keineswegs zufälligerweise. Man geht dabei von der Erwartung aus, daß die jammerwürdigen Studenten durch jahrelanges Auswendiglernen eines beachtlichen Misthaufens voll tödlich langweiliger Eseleien hinreichend kompromittiert und abgestumpft sind, um ihnen in ebenso durchaus technischer Manier und dem Tonfall der Teilnahmslosigkeit einzuflößen:
  - *Abtreibung = Gefängnis*
  - *du hängst ganz und gar von der ärztlichen Standesgerichtsbarkeit ab und die ist allmächtig*
  - *usw.*

Manchmal macht man sich die Mühe, diese nackte Formulierung unterdrückerischer Gewalt in marktgängige, metaphysisch-politische Floskeln zu kleiden, um diese Arznei, besonders Außenstehenden gegenüber, genießbarer erscheinen zu lassen. Mit seinem Examen in Gerichtsmedizin verwechselt der Kandidat zum letzten Mal Zuckerbrot und Peitsche.

Die Wiedereingliederung der Ärzte, die letzten Endes aufgrund des Gesetzes zur Schwangerschaftsunterbrechung ausgeschlossen wurden, unter dem ewigwährenden und geheilig-

ten Refrain: "Wir, die Ärzte achten das Leben vom Augenblick der Empfängnis an" usw., wobei sie sich noch reaktionärer, als das Gesetz, gebärden, dies alles spricht Bände für die Unfähigkeit der armen, gebeutelten Allgemeinärzte, sich anzupassen. Haben sie doch schon seit langem und besten Gewissens ihr verheerendes Handwerk geübt, gestützt auf eine Reihe bedingter Reflexe, die sie sich nicht weniger mechanisch, als den ganzen Rest, zugelegt haben, den Rest, den sie für Würde, Bewußtsein und Verantwortlichkeit ausgeben, anstatt für das, was er ist: konzertierte Umtriebe der Reaktion. Wie könnten sie auch anders ihre Kunden dazu bewogen haben, fragt man sich im Rückblick, die mystisch-irrationalen Opfer zu bringen, die sie ihnen abverlangt haben?

Er hielt sich in seinem Empirium eine ganze Reihe von Soziatern, um damit die Gerichte zu beschicken, Gefangene zu besuchen, sich Studienreisen nach Schweden zu leisten; denn nach ihrer Rückkehr konnten sie den Begriff des "sauberen" im Unterschied zu dem des "schmutzigen" Gefängnisses einführen; Arbeiter der Psychiatrie, die zum Kreuzzug aufbrachen, nachdem sie die Humanisierung der Gefängnisse aufgegabelt hatten, wie andere von Unruhe getriebene Spezialisten des nahen Todes schreckensgewiß in das Trojanische Pferd der Humanisierung von Ballungszentren steigen. Wer wäre in der Lage, den unverschämten Schwachsinn jenes Films über moderne schwedische Gefängnisse in Worte zu fassen, der auf dem Kongreß für Kriminologie gezeigt wurde, für dessen Kommentierung Simone Bufard, ein altes Mitglied der Kriminologenmannschaft verantwortlich war, Neurologengattin ohne Qualifikation, die sich den Luxus leisten konnte, praktisch umsonst, für die Menschlichkeit zu arbeiten? Ich habe von diesem Kommentar nichts mehr im Kopf, außer bitterem Nachgeschmack in höchster Vollendung als Schlußpunkt der Befragung und zwar hinsichtlich des bourgeoisen Ästhetizismus, der diese laienhafte Chefdame eigentlich sehr stolz gemacht haben müßte. Kurz, diese ganze hübsche Gesellschaft war stärkstens beeindruckt. Letztere wußte mich sehr zu schätzen, seit es mir gelungen war, sie in einem gruppendynamischen Praktikum durcheinander zu bringen, und die belgische Psychologin hatten sie angespitzt, mich für ein Projekt vorzüglichster Güte anzuwerben.

Eine keineswegs überflüssige Aktivität Colins besteht darin, die Leichenöffnung aller unter ungeklärten Umständen in Lyon zu Tod Gekommenen sicherzustellen.

Ich trieb das Spielchen noch weiter und schrieb mich nach dem fünften Jahr zum Diplom in Kriminologie ein, das mir von eben diesem Colin zugesichert worden war, und wollte die Vorlesungen und praktischen Arbeiten in Kriminologie bis zum Überdruß mitmachen (etwa zwei Monate). Das spezifisch Originelle an den Vorlesungen war, daß sie zu Anfang unter allen Ärzten der Fakultät, soweit sie Diplom hatten, aufgeteilt wurden, und gegen Vorlesungsende unter Polizeikommissaren. Auf Seiten der Ärzte handelte es sich überwiegend um Psychiater und ausgediente Praktiker mit der Absicht, eine Funktion zu erfüllen. Der Kapitalismus und seine Universität haben ihre Logik: Sie übersehen nicht die repressive Identität der verwalterischen und der therapeutischen Geste, versuchen jedoch in der einem salto mortale der Vernunft nicht unähnlichen Anspannung aller Kräfte die frevlerischen Rivalitäten zwischen verschiedenen Institutionen glattzuwalzen und Ärzte, Bullen und Psychiater in einer operationellen Einheitsfront miteinander anzufreunden. Das führte zu burlesken Debatten von bourgeois-humanitären Liberalen und Technokraten an den Ausgängen der Gerichte. Über den doppelten Ursprung dieser ewigen Studenten mit Wechseljahrbeschwerden braucht man schon bei nur flüchtigem Hinsehen wenig Zweifel zu hegen: Nonchalante Bequemlichkeit, die sich mit den Jahren in biedermännische Jovialität wandelt auf der einen, unbeugsame Härte und stahlharte Panzerung auf der anderen Seite.

"Ich versichere Ihnen, es muß erst gestern gewesen sein, einen meiner jungen Klienten in meinem Sprechzimmer gesehen zu haben, der seit dem Verlassen des Kommissariats Spuren von Schlägen aufweist."

"Unmöglich, körperliche Züchtigung ist gesetzlich verboten."

Zwei Stimmen in leidenschaftlicher Debatte inmitten eines Auflaufs total aneinander vorbei.

Viel Zeit blieb nicht mehr, mich dieses makabren Kasperletheaters zu freuen. Ich dachte immer wieder an die Gassen von Mermoz-Sud wo die Bullen gegen zwei Uhr morgens in den Quartieren Hunde von der Leine ließen. Ich ließ sogar genau die Szene wiederaufführen, die wir mit ihnen im Straßentheater gestellt hatten.

Zwei Kerle aus der Bande saßen auf dem Rand des Trottoirs vor dem Café *Le Relais*, das gerade schließen wollte, und lasen mit lauter Stimme *Die Aggression* von Georges Michel über den wir arbeiten wollten. Eine Grüne Minna fährt vorbei, erkennt ihre Stammgäste und lädt sie auf, wobei von "nächtlichem Krakeel" die Rede ist. Sie finden sich wieder vor dem Nachtkommissar, ihrer alten Bekanntschaft.

"Was ist das?"
"Ein Schmöker."
"Ein Schmöker?"

Der Bulle kann es nicht fassen. Skandal. Und in der Tat, wenn die Gassenjungen zu lesen beginnen würden, wie sollte man sich denn da noch auskennen!

"Gib das her."

Der Bulle schlägt den Schmöker in der Mitte auf. Ironie des Schicksals, er stolpert über eine Passage dieser Art: "Was mich betrifft, ich komme über die Bullen nicht weg. 'Ich stehe auf der Seite vom lieben Gott', das sagen sie sich jeden Morgen, wenn sie ihre versoffene Fresse von der Seite im Spiegel sehen und sich stolz den Krawattenknopf hochziehen, bevor sie ihren dreckigen Dicken losmachen. Etwas ekelhafteres als einen Bullen gibts nicht."

Der Bulle beginnt ganz allein sehr angestrengt zu denken, dann nimmt er seine Lektüre wieder auf und liest laut:

"Ich komme über die Bullen nicht weg..."

Zwei Ohrfeigen mit der Rückseite des Schmökers.

"... daß sie sich sagen, diese Vollgesoffenen..."

Zwei Ohrfeigen mit der Rückseite des Schmökers, etc. bis zum Ende der Tirade.

Schon nach dem ersten Mal hat es mir wirklich gereicht. Alle diese Herren verhielten sich, als ob körperliche Züchtigungen erst noch abgeschafft werden müßten.

"Dennoch bin ich der Ansicht, daß diese jungen Stromer, die sich jeden Abend völlig betrunken in den Kommissariaten wiederfinden, eine gute Erziehung verdienen", wisperte ich vertraulich meinem Nachbarn ins Ohr, ganz offensichtlich ein Bildungsbulle.

"Nicht nötig 'körperliche Züchtigung' und einige Klapse, die wir manchmal stellvertretend für die Familie austeilen, durcheinander zu werfen", antwortete er mir im gleichen Tonfall.

"Welchen Unterschied machen Sie zwischen Klapsen und körperlicher Züchtigung?", fragte ich laut einen anderen Bullen.

"Wir geben keine Klapse."

"Wie? Das stimmt völlig überein mit dem was mir dieser Herr eben gesagt hat."

Einen Augenblick lang ergötzte ich mich an ihrer Bestürzung, dann ging ich weg. All dies war nicht sehr ernst.

Zur praktischen Arbeit erinnere ich eine hundsgemeine Sitzung, wo Frau Bufard uns einen Gefangenen vorstellte und ihn bat, uns sein Leben zu erzählen, und an einen andern Fall, wo ich staunend erfuhr, daß die Justiz ihren eigenen Sektor entwickelt.

In Opposition zum psychiatrischen Sektor (siehe später).

Ein junger Mann in besten Heften[+] ging uns mit seinem Handwerk unterhalten: Er war Polizist und ging Delinquenten in ihrer Behausung besuchen. Er erklärte uns, daß ihre Zahl beträchtlich angestiegen sei, die Erziehungsheime voll seien und so könnten sie den Jugendrichtern der Hauptstädte die Mühe abnehmen, indem sie selber für das Nötige sorgten. Im Übrigen reichten die wohltätigen Hausbesucher nicht mehr aus.

Das Gericht selber sei mehr und mehr darauf aus, Jugendliche zwischen achtzehn und einundzwanzig Jahren, was die Haft auf geschlossenen Abteilungen betreffe, angesichts der Gefahr, die Gefängnisse überzubelegen, nach Hause zu schicken und zwar jene mit nur geringen Strafen, mit Aufschub und Bewährung, denen gegenüber sie sowieso gleichgültig seien. Dies der Grund der Schaffung jener Organisation, der er angehörte, und deren

Namen ich vergessen habe, und mit der noch andere Zivilbullen zusammenhingen, die einmal wöchentlich ihre Schützlinge zu Hause aufsuchten. Es handele sich, so erklärte er uns, wesentlich darum, diesen Jugendlichen ein Vaterbild zu vermitteln, wie es in den meisten dieser Fälle fehle. Aber natürlich seien sie auch damit beschäftigt, ihnen Arbeit zu suchen. Woraus ich schließe, daß sich die Justiz der Konkurrenz bewußt ist, die ihr von der Psychiatrie gemacht wird. Am amüsantesten noch ist die Abneigung, die Hockmann gegenüber Colin hegt und von der ich sicher bin, daß sie auch umgekehrt besteht. Ihre beiden Unternehmen haben dieselbe Funktion, nämlich Psychiatrisierung der Bevölkerung, die eine in den Wohngebieten, die andere in den Gefängnissen und drum herum. Beide haben den gleichen demokratischen Aufbau, denselben Stil in Gruppendynamik. Unternehmer gleicher Bestimmung legen gegeneinander ein Benehmen an den Tag, wie zwei kapitalistische Betriebe in Konkurrenz.

Die belgische Psychologin war sehr stolz darauf, daß aus ihrem Bericht ein Film gedreht worden war, von dem erwartet werden konnte, daß er zum Clou des alljährlichen nationalen Kongresses über Kriminologie würde, der schon bald in Lyon eingerichtet werden sollte. "Wir werden Ihnen jetzt einen Originalfilm zeigen, den eine Mannschaft junger Lyoner unter Anleitung des kriminologischen Instituts gedreht hat." Sie machte mich mit einem gewissen Michel Ray bekannt, einem sehr godardiösen[+] Amateurkineasten. Wir begannen uns zu fragen, was das wohl sei, ein Kriminologenkongreß. Nachdem wir zu der Feststellung gekommen waren, es könne sich dabei nur um die Ansammlung alter, überflüssiger Bonzen handeln, die ihre Leuchte auf dem Rücken der Gefangenen wieder zum Glühen bringen wollten, sind wir an die Verwirklichung gegangen. Ich für mein Teil hatte die Rolle in einer Bilderfolge, wo eine Art schon etwas klappriger Sozialarbeiter sich abmüht, am Ufer der Rhone die Bekanntschaft eines Delinquenten zu machen. Die Rolle des Delinquenten spielte ein wirklicher Delinquent, obwohl man im Genre Delinquent nicht mehr finden kann, als das, was ich im Dienst ohnehin aufgeschnappt hatte und bei dem man eine echt verrückte, zerstörerische Wut spürt. Für ihn bedeutet das Ganze die Gelegenheit, aus dem Pavillon herauszukommen. Die Art Sozialarbeiter machte also die Bekanntschaft des Delinquenten. Dann spazierten sie gemeinsam am Ufer entlang. Und unterwegs machte sich Emil, der Delinquent, tatsächlich mit großer Hartnäckigkeit daran, eine gestrandete alte Holzbarke, herrenlos und verfault, zu zerstören, was Ray natürlich sofort filmte. Am Ende stupfte der Delinquent seinem Begleiter nur so zum Spaß mit dem Taschenmesser in den Rücken. Der Sozialarbeiter zeigte größtes Interesse an diesem Instrument. Emil zog noch ein Taschenmesser heraus und brachte dem Sozialarbeiter bei, wie man damit kämpft. Während sie kämpften begann er zu lachen und wurde ganz plötzlich angestochen, und man weiß nicht genau, ob das ein Unfall war. Es war mein Eindruck, daß es zwei Finger erwischt hatte und daß ich wirklich getroffen war. Der Film enthielt noch andere, gleichartige Sketchs, die durch Zwischenstücke voneinander getrennt waren, wobei die Leute diskutierten oder sich in einem altertümlichen Schmuckstück von Haus auf dem Boden herumwälzten (Wände aus geschliffenem Stein, Stiege und Balkon aus Holz über einem geplätteten Innenhof, in dessen Mitte ein Brunnen mit Randmäuerchen), worunter man sich, dem Entwurf des Regisseurs zufolge, gruppendynamische Sitzungen vorzustellen hatte.

Ich habe Lust, heute das zu ergänzen, was mir damals möglicherweise entgangen sein könnte. Es beinhaltet ein gewisses Risiko, seine eigenen Widersprüche auf der Theaterbühne lösen zu wollen. Es ist richtig, daß ich mit Emil eine Arzt-Patient-Beziehung eine zeitlang durchgemacht hatte, damals nämlich, als er zum Straßentheater kam. Aber unerwarteterweise stellte sich diese Beziehung erneut ein, als ein Paar Schauspielerkumpanen, mit denen Emil sich in einer Dreierbeziehung eingerichtet hatte, zu mir kam. Sie hatten sich dem Psychiater in Demut gebeugt.

Anfangs klappte es. Emil war sehr verliebt, brachte Katharine oft Blumensträuße und sie richtete ihm gute, kleine Schleckereien an. Mit Jean-Pierre, der gern mit ihm diskutierte, verband ihn so viel, daß dieser vergaß, eifer-

süchtig zu sein. Aber plötzlich war er weg. Desgleichen die Haushaltskasse. Die Zeit verging.
   Eines Tages kamen sie und wollten meinen ärztlichen Rat. Es ging darum, daß sie einen Brief erhalten hatten, der sie in höchste Bestürzung versetzte. Ein langer Brief, der damit endete, daß Emil ihnen mitteilte, er sei in einem Irrenhaus in Marseille, daß es ihm dreckig gehe, und er fordere sie auf, ihn mit dem Wagen zu holen. Typischer Fall von Denkste. Sie konsultierten mich als Spezialisten dafür, wie sich zu verhalten sei. Ich fühlte mich grausam an meinen Posten gefesselt. Es gibt kein am Leben vorbei...

Das Fiasko wurde noch kompletter, als vorauszusehen gewesen war. Als das Licht anging, fehlten den Kriminologen die Worte, wußten sie doch nicht, was von all dem zu halten sei.
Für sie zu exklusiv. Die bourgeoise Belgierin griff zum Mikrofon und faselte, verwirrt und errötend einige Worte zusammen, wobei sie ihr allerschönstes Lächeln aufsetzte und fragte schließlich, ob die Anwesenden Fragen hätten. Eisiges Schweigen. Schließlich meldete sich einer zu Wort und fragte, wozu so ein Film wohl gut sei. Als Antwort kam die Gegenfrage, wozu so ein Kongreß über Kriminologie gut sei.
Inzwischen bestürmte mich einer dieser distinguierten Kriminalisten am Ausgang wie folgt:
"Beachtlich, dieser Schauspieler, Ihr Partner; man ist versucht darauf zu schwören, daß er ein wirklicher Psychopath ist. Als er diese Barke zerstörte, und so verblendet, in der Tat: beachtlich. Da ist mir eine Idee gekommen. Wie wäre es eigentlich, wenn man die Psychopathen künftig zwecks Behandlung veranlassen würde Filme zu machen?"
Und Emil stand dabei.
Ray hatte für seinen Film eine Fotomontage mit stillstehenden Bildern über raschen Rhythmus für den Augenblick der Begegnung gemacht. Der Sozialarbeiter - der Delinquent - der Sozialarbeiter mit dem Delinquenten zusammen - usw. Nach diesem coup machte er mich darauf aufmerksam, daß ich auf absolut jedem der Fotos gegen Emil dominierte.

Man muß lange in einem Krankenhaus wie Vinatier

gearbeitet haben und versteht dann erst das
Raffinement, das jede Einzelheit faschistischer
Sozietäten regelt.
 Vinatier ist eine Stadt in der Stadt: 2700
Kranke, 1500 Pflegepersonen, spezielle Behausung
einer Varietät auf dem Sektor Menschenmarkt, jener
Ware Mensch, die das System verbraucht hat und die
es nicht noch weiter zu unterdrücken wagt.
 Dieser Viehhort wird von Pflegern proleta-
rischer Herkunft bewacht; um nicht in die Fabrik
zu müssen, sind sie Pfleger geworden, nicht anders als andere, die zur Polizei gehen.
 Vor '14-18 konnten sie sich noch keine Illusionen machen und ihre Funktion war klar; gegen
Verrückte halfen nur die Muskeln. Erstere machten
unermüdlich ihre Runden im Hof, im Gänsemarsch,
immer schön einer hinter dem andern, unermüdlich im selben Kreis im selben Uhrzeigersinn
und den Boden hatten sie unter ihren Schritten
in einen tiefgetretenen Pfad verwandelt, dergestalt ihrer Wegstrecke das Merkmal der Ewigkeit
einstampfend.
 Dann war die "Neuroleptische Revolution" ausgebrochen. Jeder Kranke hatte, Folge gewaltsamer
Spritzkuren die Arschbacken voll intramuskulärer
Abszesse, und das System hatte sich liberalisiert.
Man hat sogar welche wieder entlassen können. Aber
heißt das, die Narren seien nicht unbesiegbar?
 Im Krieg von '39-45 ist die Hälfte der Kranken verhungert. In Kriegszeiten werden die Klapsmühlen ganz unverblümt wieder zu dem, was sie
sind: Konzentrationslager.
 Mai 68, alle Klinikchefs, gefolgt von Assistenten und Pflegern bildeten revolutionäre
Komitees *Chez Venus*, dem Café gegenüber, aber
die Kranken streiften die Mauern. Wie sollte man
nicht Angst haben, vor diesen 48-iger "Montagnards"+? Mit Dingen dieser Art unterhielt mich
Herr Desbois, Oberpfleger auf der 2. Als Neuling
hatte ich das Recht der doppelten Initiation, einmal bei Hockmann und dann bei den Pflegern.
Komplementäre Welten und die Sterilität der einen
im Kontrast zum scheinbaren Dynamismus der ander-
en.
 Herr Desbois setzte mir auch auseinander, daß
es hier eine scheinbare und eine wirkliche Macht
gab, und daß die Ärzte, Gottseidank, nur die
scheinbare Macht hatten und nur morgens da waren.

Sie erfuhren ansonsten nichts, außer dem, was
die Pfleger bereit waren, ihnen gut und gern zu
sagen. Er ließ mich auch wissen, es sei am Besten,
nichts zu unternehmen, allein schon deshalb,
weil das Krankenhaus eine Maschine von ungewöhnlicher Trägheit sei; und das, was existiere, sei
so schlecht auch wieder nicht, jedenfalls besser,
als vor der neuroleptischen Ära, wo der Arzt nur
einmal wöchentlich zur Visite kam - der einzige
Arzt im Krankenhaus - und sich einige Kranke
durchs Gitter besah, besser als '39-45, besser
als Mai '68. Irre Erörterung, voller Mißverständnisse und Anspielungen.

Im Augenblick hatte ich nur noch den Status
eines Famulus. Ein Privilegiertenstatus, denn
nichts und niemand kontrollierte mein Kommen und
Gehen und ich hatte die Freiheit mich "einzuschalten" wo es mich gut dünkte. Es kam sehr darauf an, sich in diese Rolle zu finden. Und
Guyotat, Hockmanns Chef, hatte Bildungsseminarien für Famuli speziell seines Bereichs bestens organisiert, nicht anders als verschiedene
andere allwöchentliche Veranstaltungen zum Erlernen gruppendynamischer Techniken.

Im ersten, für Famuli bestimmten Seminar, zu
dem ich ging, war der Chef Margueritte, ein alter Psychologe in Lederstiefeln und ein Assistent
mit Krankenblatt, der uns einen Fall vorstellen
sollte. Es ging um eine Wahnkranke. Wahn, Wahn,
dies Wort kehrte in regelmäßigen Abständen wieder.
Plötzlich hatte ich den Eindruck von Bizarrie im
Blick auf all diese Leute, wie gerade sie den
Ausdruck "Wahn" für jemanden gebrauchten, der
gar nicht da war. Ich fragte, woran man denn
einen "Wahn" erkenne. Stille, dann die erschöpfende Antwort des Assistenten:

"Das zeigt sich."

Ich bin da nicht mehr hin.

Guyotat hatte auch ein Krankenblatt in
Standardaufmachung drucken lassen, bestimmt für
Famuli, deren Aufgabe, wie in jeder Klinik, die
diese Bezeichnung verdiene, es sei, erste
Informationen einzubringen. Name, Vorname, Geburtsort und Geburtstag, Art der Beschäftigung,
Sozialversicherung, Belastung mit erblichen
Familienkrankheiten, Krankheitsbeginn, etc.
Das Ding war mindestens zehn Seiten dick. Ich
verstieg mich so weit, von dieser Sorte IBM-Frage-

bogen der 30-iger Jahre Gebrauch zu machen, indem ich einen gestrandeten Vagabunden aus der Abteilung aufnahm, den ich seit Mai 68 kannte, als ich ihn in der philosophischen Fak. gesehen hatte und dem ich seither öfters begegnet war. Dies Krankenblatt war absolut UNBRAUCHBAR. Dem Interessierten gab ich an Wochenenden frei. Man teilte mir dienstlich mit, daß Guyotat allzu engen Bindungen zwischen Personal und Patienten nicht so besonders gewogen war.
    Ich brachte mich so gut ich konnte bei Guyotat in Vergessenheit und wandte mich dafür Hockmann zu. Er war jung und zögerte nicht, gegen die Klinik zu meckern, gegen "dieses Monstrum", gegen die nosographische[+] Abgefeimtheit und Dummheit. Er gleicht einem Fuchs, dieser mein Ziehvater in Psychiatrie. Wir waren einander in einer nicht näher bestimmbaren Freundschaft zugetan und ich habe an einem Seminar teilgenommen, das er pünktlich um acht morgens hielt und das nur einigen wenigen Eingeweihten offenstand. Ich war im Vollbesitz letzter Geheimnisse.
    Bald entdeckte ich eine Art Spezialgebiet, das mich definitiv in den Schutzbezirk proletarischen Funktionierens einbezog. Es handelte sich darum, das Menschenmaterial bei seinem Eintreffen zu etikettieren. Hockmann hatte großes Interesse an meinen Erzählungen vom Straßentheater und - nichts konnte passender sein! - ich machte mich an das Studium des körperlichen Ausdrucks, der "Körpersprache" mit Kranken.
    Es begann so, daß man mir einen schwer gestörten fünfzehnjährigen Schizophrenen anvertraute, den ich zweimal die Stunde pro Woche in Einzelbehandlung nahm. Er war nicht einmal in der Lage, auch nur die einfachsten Gesten zu machen, zu denen ich ihn aufforderte. Da kam mir die Idee und ich sagte zu ihm: "Du sitzt vor einem Spiegel und ich bin Dein Spiegelbild, oder auch: ich bin vor dem Spiegel und Du bist drin." Dann machte ich eine einfache Handbewegung und er konnte diese genau gleichzeitig nachvollziehen. Er war pausbäckig, dick, berufsmäßig Papas Söhnchen und für Mutter und Großmutter blind. Fragen beantwortete er mit ja-nein, mechanisch. Er machte täglich dieselben Handgriffe, so etwa

Wäscheklammern sammeln in einem sogenannten "Wiederanpassungszentrum" (Zentrum Denis-Cordonnier) für gestörte Hirnmotorik. Manchmal wollte er da nicht hin und tyrannisierte seine Umgebung: es begann damit, daß er seiner Mutter und der Großmutter die Haare streichelte, erst mit viel Liebe, um dann aber schließlich wutentbrannt zu versuchen, mit seinen Fingern in ihren Schädel einzudringen. Ganz fasziniert war er auch von der Elektrizität. Um seine Eltern dahin zu kriegen, sich das neueste elektrische Haushaltsgerät zu beschaffen, von dem er gerade erfahren hatte, war ihm jeder auch noch so halsbrecherische Streich gerade recht. Er war so weit gegangen, den Ölofen zu demolieren, bloß um zu erreichen, daß an dessen Stelle ein elektrisches Heizgerät angeschafft würde. Die Zeitungen durchforschte er auf Streiks im Elektrizitätsgewerbe. An einem solchen Tag war es ausgeschlossen, ihn in den Center zum Arbeiten zu kriegen. Er schaltete dann alle verfügbaren Apparate an und wartete auf den Streik. Gegen alle, einschließlich seine Eltern praktizierte er dann unerschütterlichen passiven Widerstand.

"Sei doch vernünftig, Jean-Louis", pflegte dann seine Mutter zu sagen,

"Ja, Mamma", sagte er mit ausdrucksloser Stimme, dachte aber gar nicht dran.

Der Fall war hoffnungslos; er bot keine Alternative, außer unverschämtester Ausbeutung durch den Center oder Familiensimpelei. Daß seine Mutter ihn hinschickte, war natürlich völlig abwegig, aber Jean-Louis praktizierte eine derartig böswillige Tyrannei, daß alle buchstäblich erschöpft waren. Ich konnte mir die familiäre Hölle vorstellen.

"Schämst Du Dich denn garnicht, Deiner Mutter solche Sorgen zu machen?"

Und Jean-Louis schwang sich hübsch brav seiner Mutter auf die Knie und begann ihr hübsch brav die Haare zu streicheln ...

Und, komischer gings gar nicht mehr, war ich es, der sich nach diesen Sitzungen zufolge irgendeiner Art "Einfühlung" - kann sein, daß man das so nennt - hundsmiserabel in seinem eigenen Körper vorkam, und das habe ich denn auch Hockmann anvertraut. Es hat sich also darum gehandelt, daß bei mir etwas mit dem Körperschema nicht stimmte.

"Du mußt übers Körperschema nachlesen."
 Ich habe denn auch begonnen und noch und noch gelesen und bin Körperschemaspezialist geworden. Und das Ganze für nichts sonst, als um mich vor Jean-Louis zu schützen. So stieß ich auf den Begriff Lateralisation+. Den Zusammenhang Lateralisation, ihre Entwicklungsgeschichte, etc.
 Meine Angst, die ich immer gegen Ende der Sitzungen hatte, begann zu schwinden,
 "rechts - links"
 "rechts - links"
 "Jetzt können wir, Jean-Louis, du und ich noch schnell anfangen mit dem:
 "aufwärts;"
 "abwärts;"
 "nach rechts und links."
 "Jean-Louis braucht eine gute Lateralisation. Ich will versuchen, ihn sachte zu lateralisieren, damit er keinen Widerstand entwickelt. Ansonsten braucht Jean-Louis Gesten, die seine Entäußerung fördern. Und sei es auch nur, um ihn dahin zu bringen, sich auch außerhalb seines familiären Bereiches zu äußern."
 Bemerkungen wie diese hielt ich in meinem eigenen Notizbuch zu Hause fest - und eben nicht dienstlich.
 "Das ist wie ein Feuerwerk", sagte mir Jean-Louis voller Begeisterung. Die unmittelbare Mitteilung war hergestellt, Jean-Louis begann mir großen Spaß zu machen. Ich setzte mich hin und pfiff ein Liedchen. Über den Umweg der Lektüre war mir klar geworden, wie massiv ich mich mit ihm identifiziert hatte. Gleichzeitig diagnostizierte ich diesen namenlosen Schmerz, der mich durch die Jahre meines Wachstums begleitet hatte: "Motilitätspsychose"+. Ein Jesuit hatte mich psychologischen Tests unterzogen.
 Man beglückwünschte mich wegen der Fortschritte die Jean-Louis in Sachen "Soziabilität"+ gemacht hatte. Dann nahm ich einen andern in Behandlung, dann noch einen, schließlich eine Gruppe.
 Dann begleitete ich Hockmann bei seinen Hausbesuchen. Und mit Jean-Louis, dem es wirklich besser ging, endete es so, daß mich seine Mutter eines Tages anrief:
 "Hallo! Herr Hof, Jean-Louis ist der Ansicht, daß es ihn zu sehr anstrengt, zweimal die Woche zu Ihnen zu kommen. Los, Jean-Louis, sag' Du Herrn

Hof, daß es Dich zu sehr anstrengt, ihn zweimal die Woche aufzusuchen."

Die Mutter fürchtete, ihr Objekt zu verlieren.

Hockmann legte, ein Umstand, den ich gern umgangen hätte, großen Wert darauf, daß die Gruppe Körpersprache innerhalb der Abteilung stattfand. Das war unten in einem Gemeinschaftsraum, das heißt in dem finsteren Saal, der eine Verbindung zum Speisesaal hin hatte; graue Wände, ein Licht, das durch Gitter und schmutzige Vorhänge kaum ins Innere dringt, und überall stehen Sofas im Kreis, auf denen von morgens bis abends stumm und unbeweglich die Kranken herumsitzen. Und dort haben wir zum ersten Mal die Übungen vom Typ "Lebendes Theater" abgehalten, wobei es darum ging, laut zu schreien. Dort improvisierten wir auch die Szenen mit dem jungen Mädchen und dem jungen Mann in einem Garten, durch Balken voneinander getrennt, mit dem Brunnen zum heiligen Haloperidol, den ein Kranker spielte, aus dem jedermann tagsüber zu trinken gehalten war. Ich ging dafür am Nachmittag hin. Das ärztliche Personal war nicht da. Was einzig zählte, war die Wirklichkeit. Der Nachmittag war mindestens doppelt so trübsinnig, als der Morgen. Während wir spielten, kamen Kranke, um uns durch die offene Tür zuzusehen; manche nahmen manchmal teil. Ein Pfleger - und diese hatten unser Tun schon immer scheelen Blicks betrachtet - ließ mich wissen, daß die Kranken nach meinem Verschwinden immer so unruhig seien, so daß man nicht darum herumkomme, ihnen mehr Beruhigungsmittel zu spritzen.

Haloperidol ist ein Beruhigungsmittel, das zu jener Zeit große Mode war. Seine Bedeutung bei diesen Improvisationen läßt sich etwa so umschreiben: "Diese Art Wasser will ich nicht mehr haben. Ihr könnt es selbst trinken."

"Nun, nun?" fragte Hockmann mit seinem Spürsinn für institutionelle Unstimmigkeiten am nächsten Morgen. "Hat's schön geklappt, mit der Körpersprache, gestern abend?"

Der zweite, den ich in Einzelbehandlung nahm, war Jean. Jean war zwanzig. Er war Schwarzfuß

(Algerier). Dick und kurzsichtig richtete er einem seine feuchte, ansonsten an Droschkenkutscher erinnernde Aussprache mitten ins Gesicht, überstürzte sich dabei vor Ärger, und die Worte stießen sich und purzelten nur so heraus, wobei er seine riesigen kurzsichtigen Augen verdrehte, die zudem noch durch die stark vergrößernden Gläser verzerrt wurden.

Er war unerträglich und unbegreiflich. Er verbrachte seine Zeit buchstäblich nur damit, Arbeit zu suchen, aber er "präsentierte" sich dabei so schlecht, daß jedem Unternehmer nichts anderes übrig blieb, als ihn höflich abzuweisen unter dem Versprechen, ihm zu schreiben.

Aber sein Problem lag woanders. Wäre Algerien noch französisch, dann wäre er nicht in dieser Lage; und dies versuchte Jean seinen Unternehmern klar zu machen. Er ging dabei so weit, ihnen zu beweisen, daß sie ihre Herrenrolle nur deshalb spielen könnten, weil Algerien nicht mehr französisch war. Ich kann mir kaum vorstellen, daß irgendeinem Unternehmer der Scharfsinn dieser Argumentation nicht eingeleuchtet hat.

Bei ihm speziell waren Artikulationskurse dran. Um ihn dahin zu bringen, richtig zu artikulieren, mußte ich ihm beibringen, wie man richtig atmet, und um ihn atmen zu lehren, waren erst einmal Entspannungsübungen nötig. Die "Kranken" verfügen über Abgründe an "Perversität", um einen in ihre Fallgruben tappen zu lassen. Jeans Falle war die Entropie[+].

"Glauben Sie nicht, Herr Hof, daß de Gaulle, wenn er ... Glauben Sie, Herr Hof, ich könnte es schaffen, Korrespondent zu werden ... Glauben Sie ..."

Zum Schluß geriet ich in Weißglut, denn es handelte sich nur darum, meine Übungen in Plauderstündchen zu verwandeln. Dann hielt er inne, betrachtete mich ersichtlicherweise befriedigt und wandte sich den Übungen wieder mit Eifer zu. Dann geriet ich wieder in Weißglut, weil es uns nicht gelang, eine zusammenhängende Unterhaltung zu führen.

Allmählich merkte ich, daß Jean immer dann wieder mit seinen Faseleien anfing, wenn die Unterhaltung eine gefühlsbetonte Wendung nahm, wenn die Konversation zu affektbeladen war. So gelangten wir schließlich dahin, daß Jean mit einer der Comedie-Francaise angemessenen Lautstärke seine persönlichen Wahnvorstellungen über den Algerischen Krieg artikulieren sollte und zwar mit einem Bleistift zwischen den Zähnen.. Wahnvorstellungen aus meiner Sicht, und dies in einem solchen Maß, daß mir von dem, was er sagte, die Ohren schmerzten. Nachdem Jean eine Arbeit gefunden und länger als einen Monat durchgehalten hatte, war Hockmann nicht mehr auf den Fall zurückgekommen.

Die Kranken, die ich in Körperausdruck behandelt hatte, haben mich bis zum Schluß aufgesucht. Sie waren in keiner Weise überrascht darüber, daß ich diese Arbeit nicht weiter machen wollte. Besonders Jean hatte mich nie als Psychiater behandelt.

Dergestalt also war das Körperschema zu meinem Spezialgebiet geworden. Nur wenig später las ich dann Reich. Die Schwarzen von N'Dop[+] haben so eine gewisse Art an sich, eine Aufregung zu besänftigen: Sie stürzen sich kollektiv auf einen vor ihnen, der aus ihrem Zusammenhang fällt, weil ihn Angst und Unruhe befallen haben, beruhigen ihn, bilden einen Kreis um ihn herum, verhätscheln und küssen ihn. Mein Anspruch, die Umwelt zu verändern, fußte also auf einer besonderen Technik. Körpersprache machen hieß soviel wie beschlossen zu haben, gegen die unterdrückerische Psychiatrie vorzugehen, wo ja das erste Mittel der Auflehnung gegen "Einbrechende Unruhezustände" aus einer Muskelkontraktion in Erwartung des Spritzenstichs besteht. Äußerstenfalls handelte es sich also darum, Beziehungen herzustellen, in denen sich Bedürfnisse manifestieren konnten. Institutionelle Psychotherapie ohne Psychiatrie, frei von Hierachie? Eine Psychotherapie der Unmöglichkeit!

Und so kam ich so ganz allmählich und nebenbei in einen gewissen Ruf. Ich war für jeden zum offiziellen Vertreter der antipsychiatrischen Richtung im durchaus progressiven Sinn geworden, jener Richtung Antipsychiatrie, die "eine utopische pansexuelle Vision der Welt" formuliert, verführerisch und teuflisch gefährlich zugleich.

Die eine geistige Abweichung in schöner Gemeinsamkeit mit anderen. Wirklich, hier trägt jeder sein inneres Gärtchen spazieren und tauscht sinnentleerte Worte aus, unter dem Vorwand, Bescheid wissen zu wollen und sich mitzuteilen.

Alle handeln sich aber nur auf ihren Willen zur
Macht herunter, sei es auf die plumpe, sei es
auf die heuchlerische Tour. Und dies war mein
erster Abstecher ins Land der Assistenten. Ich
ging in ihre Kneipe. Man ließ mich wissen, daß
mein Status eines Famulus mich nicht dazu er-
mächtigte, die Vorzüge der Kantine zu genießen.
Aber dank einer Politik, die ich schätze und der
ich bis zum Ende treu geblieben bin, habe ich
von ihrer Neigung, möglichst viele zu sein, diesem
für die Linke charakteristischen Merkmal profitiert, und mich als das, was ich war eingenistet.

Der Mai 68 war noch kaum abgekühlt. Es bestand
große Nachfrage nach institutioneller und sektorialer Psychotherapie, nach den Errungenschaften
eines Basaglia, eines Laing, der mit seinen
Kranken schlief, nach der ehelichen Treue. "Ansonsten herrscht zwischen meiner Frau und mir
große, gegenseitige Liberalität, und wir geben
Abendgesellschaften im Jacht-Club...", sagte
Borek, indem er sich zu mir hin beugte, und er
war der größte Faschist in dieser reizenden Versammlung, die im Begriff war, mich zu impfen.

Es ist schwer, diese Kleinbürgerei mit aris-
tokratischem Anspruch zu beschreiben, wie sie in
ständiger Unruhe lebt, ihr nahes Ende gleichsam
vorwegnehmend, immer hin und her gerissen zwischen
einer krankhaften Bewunderung für den Chef, von
dem sie sich beeilt, während der Mahlzeiten die
letzten Neuigkeiten zu erzählen, und einer
skeptischen Haltung gegenüber ihrer therapeutischen
Funktion. Und dabei war sie geradezu geil darauf,
sich als Verteidiger der Kranken gegen die üblen
Chefs und gegen die üblen Pfleger ins Licht zu
rücken.

Die Trennung zwischen Psychiatrie und Neuro-
logie erschien ihr als großer Sieg. Die Assistenten
der Landeskrankenhäuser, wegen dieses Defizits
insgeheim beneidet, waren alle geschlossen nach
rechts abgedrängt worden, zumal nachdem sie es
gewagt hatten, annexionistische Konkurrenzab-
sichten bei der Ausbeutung des gegenwärtigen und
künftigen Krankenguts im Umkreis von Lyon zu
äußern. Einzig die psychiatrischen Assistenten
von Vinatier spielten sich als Rechtswahrer auf.
Es gilt bis zur Stunde: wenn man Psychiater ist
und veröffentlichen will, sollte man am Besten
ein Linker sein.

Nie im Leben eine derart gelehrte Gesellschaft gesehen, wie sie leidenschaftlich pseudowissenschaftliche Gemeinplätze austauschte, während sie ihre Kartoffeln in der Volkskantine fraß, wo ihr die Administration Scheiße servierte.

Es gab auch Beefsteaks.

Auf der anderen Seite die Kranken. Sie waren für das plötzlich ausgebrochene Überinteresse verantwortlich, das ich meinen Kursen zuwandte; zum ersten Mal seit Urzeiten langweilten sie mich nicht mehr. Meine Forscherei hatte zwar das Stadium des rein Intuitiven noch keineswegs überschritten, doch konnte ich schon voraussehen, daß es von den Irren viel zu lernen gab. Wohlverstanden: es handelte sich nicht um Forschung, die man "therapeutisch" nennt, gleichsam um sich für diese Heuchelei zu entschuldigen. Dennoch hätte ich über eine "therapeutische" Entdeckung stolpern können. Aber worum es sich letzten Endes handelte, war, daß es um Forschungen ging, deren Gründe in meiner Person lagen: den Feind in seinen Grenzen besser kennen zu lernen und insbesondere sein Werkzeug, um ihn dadurch lähmen und schlagen zu lernen.

Ich denke beispielsweise an körperbezogene Techniken, aus denen der Begriff "behandeln" entstanden ist bis hin zur Körperverteidigung im Sinn eines "Bessergehens" ganz allgemein, es handele sich nun um eine "Verbesserung" der Subjektautonomie oder um eine andere Errungenschaft. Aber selbst in einem solchen Fall würden die gesellschaftlichen Zwänge sehr rasch wiedererscheinen in Form einer dem Fortschritt aufgezwungenen Einschränkung und zwar hinsichtlich des Milieus. So war es bei Jean-Louis, über den weiter vorn berichtet wurde. Ein Fall von "Heilung", von dem Woodbury berichtet (Schéma corporel et trame perceptive) hatte mich für lange Zeit zum Träumer werden lassen. Aus der Sicht des Autors hatte es sich darum gehandelt, an Hand dieses Falles die Existenz eines Eingeweidekörperschemas für den Ernährungsvorgang nachzuweisen. Eine Art limbischer Zustand, darin bestehend, sich seiner Individualität, das heißt der Bindung seines Körpers an Raum und Zeit noch nicht bewußt zu sein, dennoch eine eigene Wahrnehmung des Körpers zu haben und zwar in Form farbiger und bewegter Sinneseindrücke, die von Eingeweidesensationen her ausgelöst und rhythmisiert werden. Es gab Erwachsene, die auf dieses Stadium regrediert waren. In dem zitierten Fall handelte es sich um eine autistische, ständig bettlägerige Schizophrene, die jeden Kontakt mit der Umwelt abgebrochen hatte und ihre Zeit nur noch mit Masturbieren verbrachte. Nach ihrer Rückkehr aus diesem Zustand - man hatte ihr dreidimensionales Erwachsenenkörperschema durch Behandlung mit feuchten Umschlägen erweckt - hatte sie die abstrakten, beweglichen Visionen, von denen man sie befreit hatte, für ihre Wohltäter gemalt. Ich habe mir oft die Frage gestellt, woher man eigentlich das Recht nimmt, eine "Kranke" auf diese Weise wieder in die Trostlosigkeit der derzeitigen Wirklichkeit zurückzuführen. Das hat mich jedoch nicht daran gehindert, meinerseits später die Technik der feuchten Verpackungen bei Justine anzuwenden, einer Kranken vom "Regain", die sich im selben Zustand befand (vgl. in den folgenden Kapiteln). Meine metaphysische Fragestellung hat in der Folge materielle Gestalt in der Praxis angenommen. Nachdem Justine den Abstieg in, und die Bekanntschaft mit dem trübsinnigen Speisesaal des Asyls gemacht hatte, zog sie, die vorher schon den ganzen Tag nur im Bett verbracht hatte, es vor, sich endgültig schlafen zu legen.

Zunächst einmal quollen zahlreiche Krankengeschichten geradezu von Beispielen über, die als Stützen und Präzisierungen der sozialen Unterdrückung dienen konnten. Bestimmte Fälle hatten den Charakter der Evidenz und ich hörte nicht auf, Geschichten wie die folgenden zu erzählen.

Die Bullen lieferten Adrien immer mal wieder zwangsweise ein. Er kam in der Grünen Minna und war auf die ihm zugemessene Wichtigkeit mächtig stolz. Immer wenn er die zentrale Sozialversicherung in einer einschlägigen Frage aufsuchte, terrorisierte er die Angestellten, und diese holten die Bullen. Wir beeilten uns, den Zwangseinweisungsbeschluß rückgängig zu machen, (mit einer Woche Verzögerung war mindestens zu rechnen), damit er in Frieden nach Bron zurückkehren könnte, denn dort hatte ihn jedermann sehr gern und dort konnte er auch seine Rolle des "Hofnarren" spielen.

Er hatte immer einen typischen Hut auf, und seine
Jackentaschen waren mit Blumenornamenten bestickt.
Einmal, das war im Winter, versuchte Hockmann
ihn zu halten.
"Und schließlich haben Sie doch nicht einmal
warm, Adrien!"
"Oh, si! Aber was denken Sie, ich habe ein
Joch loszuwerden!" gab Adrien indigniert zurück.

*Und so ausgeklügelt war fürwahr auch seine
Fantasietracht. Aus der linken Tasche seiner ab-
genutzten Weste ragte ein Stück Pappdeckel, in
dessen oberen Rand er lauter zungenförmige und
mit der Messerschneide in Kräusellöckchen ver-
wandelte Ausläufer geschnitten hatte.*

"Adrien hat nur in Lyon, nicht aber in Bron
Narrenfreiheit. Dort hält sich eine mehr boden-
ständige Tradition durch. Er ist ein präziser
Zeuge des Anwachsens von Zeichen umweltrelativer
Unduldsamkeit in den modernen Ballungsräumen.
Die Standardisierung des Einwohners in diesen
Großkomplexen ebnet von Grund auf alle individuellen Unterschiede ein, und in der Folge davon
nehmen Zeichen der Frustration ständig zu. Das
geringste Zeichen von Abweichung wird mit wachsender Unbarmherzigkeit aufgegriffen, so, als würde
es umso unannehmbarer, daß der Nachbar sich einen
Luxus leistet, den man sich selbst verbietet,
wobei man ihn aber insgeheim beneidet. Die Armut
der Umgebung ist auch dafür verantwortlich, daß
sich dort so eigenartige fantasmatische Neu-
schöpfungen manifestieren. In alten Wohngebieten
bieten dunkle Ecken und wirre Gäßchen dem
Fantastischen jede nur wünschbare Unterstützung
umso mehr, als kein Mensch darauf verfällt, sie
zu verifizieren. Nichts dergleichen in den
Ballungsräumen: die fantasmatische Tätigkeit
bleibt blockiert durch den Rationalismus der
Verzierungen und explodiert nur von Zeit zu Zeit,
gleichsam, als hätte sie plötzlich ein Nebengleis
entdeckt, um sich zu verwirklichen und nunmehr
alle Gefühle zu entfesseln. Nur so wird verständlich, daß ein lahmer Pförtner aus Villeurbanne,
der sich mit einem jungen Mädchen angefreundet
hatte, von einem Tag zum andern von den Bewohnern
seines Blocks mit allen anrüchigen Qualitäten des
Quasimodo, mit allen Beiwörtern eines blutsaugenden
Sartyrs überschwemmt wurde. Wir haben es uns im

Sektor zur Gewohnheit gemacht, Phänomene dieser
Art mit dem Ausdruck "Wohnpathologie" zu belegen,
oder einfacher mit "kollektiver Psychose" und
sind bemüht, rasche und wirksame Methoden der Ab-
hilfe zu finden. Dies durch Teams in der Art von
Krisenstäben, die fähig sind, sofort einzugreifen,
wenn etwas passiert und bevor der arme Mann gesteinigt wird."
Soweit Hockmanns Kommentare.
Dies Indiz ständig wachsender Unduldsamkeit
machte mich nachdenklich. Wollte ich Hockmann
glauben, so sah ich mich gezwungen, es glatt und
sauber für ein Zeichen der Faschisierung zu halten,
früher oder später auch bedrohlich für mich,
finstere Zukunftsperspektiven eröffnend. Ich
glaubte, Mai 68 nur geträumt zu haben. Es war
zweifellos eine kollektive Psychose. Im Licht dieser Begebenheiten wurde Mai 68 zu einer schlecht
vernarbten Wunde, die nicht mehr zuheilen wollte.
Es war mir im Innersten unmöglich, mich mit dieser angeblichen Realität auszusöhnen. Es war mir
bekannt, daß es im XIII.+ in Paris nicht einmal
mehr möglich war, in Frieden das Maul aufzumachen,
noch sich einen Ehekrach zu liefern ohne befürch-
ten zu müssen, daß ein Spezialteam befrieden
käme.
Dies aseptische Wohlwollen, das da vom Himmel
gefallen war, erschien mir verdächtig und es
wollte und wollte mir nicht gelingen, eine der-
artige Kraftanstrengung, die zu allem auch noch
gratis war, als dem Gemeinwohl zuträglich zu betrachten. Nachdem ich eine halbe Stunde nachge-
dacht hatte, kam es mir ganz im Gegenteil viel
wahrscheinlicher vor, daß dieser enorme Gewaltakt vielmehr ein an Kraft gewinnendes Indiz für
die beachtlichen Strukturen war, die das System
sich gezwungen sah zu entwickeln, um das Pulver-
faß daran zu hindern, zu explodieren. Fehlte ihm
ein Fünkchen? Humanisierung der Ballungsgebiete...
So hat Hockmann geschickt die entsetzlich
totalitären Perspektiven der Gemeindepsychiatrie
am Fallbeispiel Adrien zur Sprache gebracht. Man
fantasiert sie sich zutreffenderweise als den
Kopf eines Tintenfisches aus, dessen Fangarme
sich in die letzte Wohnstätte der schäbigsten
Barackenstadt festkrallen werden. Das Projekt des
Teams für Sozialintervention in Holland und die
Schizoanalyse, die ihre Nase in Frankreich schon

mit allen Vorschußlorbeeren hebt, kannte ich damals noch nicht. "Ich bin Antipsychiater, stehe auf Ihrer Seite, habe Verständnis für Sie", sagte Guattari beim Eintritt ins Verwaltungsbüro, das Streikende besetzt hielten. "Brauchen Sie Haschisch oder LSD? Irgendwelche zwischenmenschliche Probleme?"

Soviel nur zur steigenden Besorgnis der UNO+ gegenüber den "Brennpunkten des Terrorismus" im Allgemeinen und zu ihrer aktiven Besorgnis, ein adäquates Heilmittel dafür zu finden.

Am Schluß dieser Überlegungen schien es mir gar keine so schlechte Kriegslist zu sein, der sich die Sektorialpsychiater bedienten, indem sie die Zeichen der Unzufriedenheit an der Basis ansprachen, und zwar mehr noch die Pathologie der Mietshäuser, als die Gewaltherrschaft der Bosse, um so die Bevölkerung so ganz allmählich dahin zu kriegen zu glauben, daß es unverzichtbar sei, ihr humanitäres Projekt über einer vorbeugend unterdrückerischen Struktur zu errichten. Und eben dazu gehörte es unter anderem, die Gründe dieser Unzufriedenheit zu klären.

Wir hatten beschlossen, jeder sollte für das Straßentheater etwas vorbereiten, was mit seiner alltäglichen Arbeit zu tun hatte.

Ich hatte mir die Geschichte dessen ausgesucht, den ich "Nordafrikanischen Anarchisten" nannte. Auch in seinem Fall war die gesellschaftliche Unterdrückung evident. Er hatte hochtrabende Anwandlungen. Er arbeitete in einem kleinen Betrieb in Saint-Priest und war nicht mehr damit zufrieden, schlechter bezahlt zu werden, als die anderen Arbeiter. So ging er denn zum Chef und verlangte eine Gehaltsaufbesserung.

"Ali, der Mülleimer", sagte der Chef zu ihm, wie nach jedem Mittagsimbiß.

"Und warum trage gerade ich den Mülleimer jeden Mittag raus?" gab Ali zurück, der die Gehaltsaufbesserung nicht erwähnt hatte.

"Ali, der Mülleimer."

Ali nimmt den Mülleimer und entfernt sich.

"Und laß Dir nicht einfallen zu meckern, dreckiger Araber."

Ali läßt, wo er gerade steht, den Mülleimer fallen.

"Was gibts, was gibts?" fragt der Chef vom Fenster seines Büros aus.

"Ali sät Panik, Herr."
Der Boß holt die Bullen, die ihn verhaften und abführen. Ali geht schnurstracks ins Büro seines Chefs.
"Na und?"
"Geben Sie mir eine Gehaltsaufbesserung!"
"Aber Ali, Du weißt doch genau, daß ich das nicht kann, mir fehlen die Mittel etc."
"Wenn Du ein Pferd arbeiten läßt, gibtst Du ihm doch auch zu fressen; gib mir eine Gehaltsaufbesserung."
"Nein."
"Ich werde Dein Büro nicht eher verlassen, als bis Du mir eine Gehaltsaufbesserung gegeben hast."
Der Boß flippt aus und holt die Bullen.
"Er ist verrückt, er will mein Büro nicht verlassen."
"Keine Sorge, Herr Direktor, wir sperren ihn ein."
Der Bulle legt Ali die Hand auf die Schulter.
"Entschuldigung, Herr, aber ich muß mich duschen."
Und Ali erzählt uns, den Schauspielern, daß er sich noch nie so gründlich gewaschen habe.
Die Bullen, an die Tür klopfend:
"Komm da raus, dreckige Kröte!"
"Er war schon sehr dreckig, dein Zob!"
Zwangseinweisung durch Gerichtsbeschluß Vinatier.

Nicht bei allen Kranken trat die soziale Entfremdung so offen zu Tage. Das metaphysische Konzept, wonach die Verrücktheit Produkt eines endogenen Faktors[+] sei, drohte das Bewußtsein mehr oder weniger heimlich zu überschwemmen. Und übrigens hielt sich die Mehrheit des Pflegepersonals an diese Sprachregelung, und all ihre Aktivität war darauf gerichtet, sie rein zu halten. Schon recht seltsam, jener Augenblick des Zauderns, jenes Gefühl von Unsicherheit, in dem der Pfleger durch seine scheinbar verständige Haltung hindurch all die Dämonen seines Inneren, seine Fantasmen von Zauber und Mystik, in einem Wort: seine Angst gleichsam ausschwitzt. Die Mehrzahl versucht sich zu schützen, indem sie sich ein nosographisches Vokabular zulegt, den Kranken endgültig hinter einem Etikett still legt, das nichts erklärt, aber das Übel mit gelehrten Worten ausstaffiert.

Da es sich um ein Spezialistenvokabular handelt, kann er sich damit einem andern Spezialisten verständlich machen und zwar über den Kopf des verdinglichten Patienten hinweg, wobei er sich das Schauspiel vom verdinglichten Kranken vor Augen führt, sich schauspielernd dem verdinglichten Kranken darbietet und versucht, ihm den nötigen Respekt durch den Wohlklang ihrer gleichermaßen anmaßenden, wie unwissenden Erörterung einzupflanzen. Mit der Zeit gelangen diese berufsmäßigen Bluffer dahin, besagtes Übel und ihre eigene verbale Nullität zu vergessen und etikettieren, klassifizieren und rangieren jenes Sympton in jene Kategorie: der Kranke ist traurig, weil er eine Depression hat und er zeigt eine Depression, weil er traurig ist. Ich wollte nicht in diese selbstgenügsame Routine verfallen, wie sie tagtäglich unter tausend Variationen wiedererscheint. Guattari, der letzte Regenmacher, der letzte Spezialist vom Mythos der Demystifizierung ist engagierter Verteidiger dieser a-dialektischen Vision der Entfremdung unter den Modernen; er steht im Begriff, den bekannten Punkt zu erreichen, an dem den meisten Verantwortungsbewußten Umkehr geboten ist. Seit Guattari und Pollack in einem vom SPK organisierten Teach-in in zwei langatmigen, irrationalen und aus dem Zusammenhang fallenden Monologen vor Marxisten die These vertreten haben, die Verrücktheit liege tiefer, als die Gesellschaft und damit die massive Schizophrenisierung des Proletariats befürwortet haben, können sie sich des Ehrentitels sicher sein, das Bestmögliche im Interesse ihres durch und durch reaktionären Mandats geleistet zu haben. Handelt es sich doch nur um die hinterrückse Wiederkehr einer Gewaltlosigkeit, die nach Zeit und Mode längst überholt ist.

"Liest man das letzte Kapitel im Anti-Oedipus, dann fängt man an zu kapieren worauf Großpapa Guattari hinaus will. Der arme Deleuze, wirklich Zeit ihn schlafen zu schicken mit seinem knabenliebenden bourgeoisen Ästhetizismus, den er für Bewußtsein und Verantwortlichkeit hält, wie Wolfgang Huber sagen würde. Aber anders verhält es sich bei Guattari. Das ist ein Opportunist, frei von bürgerlichem Ästhetizismus, ein guter Technokrat der Zukunft, der sehr wohl "Gesund-

heitsminister" werden könnte, wenn eine bestimte
"Linke" an die Macht käme. Im Augenblick ist er
zwar kein Minister, nichts weniger denn Sektierer
und sei es auch nur für einen Pfennig, steht er
völlig auf der Seite der herrschenden Mächte. Die
ganze Mannschaft von Laborde[+] leugnet von Grund
auf, daß die Krankheit gesellschaftlich bedingt
ist. Die Verrücktheit, mit großen V, versteht
sich, und der Schizo, wie immer männlich, auf
daß daraus auch ja ein hübscher, wiederaufer-
standener Christus werde, sind Dinge "an sich".
Die Verrücktheit hat gegenüber der Gesellschaft
den Primat. Für die Vorstellungswelt der linken
Intellektuellen ist der Verrückte, gut und verrückt, ein schöner Mann, der in die Unendlichkeit blickt und der – wir haben ihn natürlich
noch nie zu Gesicht bekommen, aber dennoch sind
wir dessen gewiß – mit Sicherheit blondes Haar
hat, in der Tat das ätherische Schätzchen, von
dem die Päderasten träumen. Nur beim Schizo kann
es sich um den revolutionären Verrückten handeln.
Der Paranoiker ist dagegen der Reaktionär, der
Faschist. Davon hebt Guattari am Schluß etwas ab
und kümmert sich fürs Ganze sehr um die Zwischen-
töne, denn, und selbstverständlich und fürwahr,
so einfach ist das nun auch wieder nicht. Man
merkt eben auf Schritt und Tritt, daß er sehr
belesen ist. Aber das verhindert keineswegs, daß
der Gewaltlose, wenn er den Antioedipus gelesen
hat merkt, wie Guattari, das heißt, die gewisse
Gewalt ihn umschmeichelt und liebt. Und er wird
mit Sicherheit in einer Irrenanstalt damit enden,
so unerschütterlich wie traurig das Bild vom
schönen Schizo an die Wand zu malen, vom schönen
Schizo, der revolutionär ist, der "den Körper,
ohne Werkzeuge zu brauchen""durchdringt" und die
Weichen der Zukunft stellt.

"In Heidelberg haben wir so ein armes Schwein
aus Frankreich getroffen, das es dort hin ver-
schlagen hatte und das "in keiner Weise mit uns
einverstanden war" und zwar wegen der Anspielungen
auf den Antioedipus im Vorwort der internationalen
Zeitung der Foux furieux. Dies arme Schwein, das
sich seiner individuellen Nichtigkeit eigentlich
sehr wohl hätte bewußt sein müssen (Nichtigkeit
aus der Sicht des Systems, in der Tat), seit
er den Antioedipus gelesen hatte, betrachtet sich
von morgens bis abends in einem Spiegel, um einen

Ausdruck der Schüchternheit, Gemessenheit, Ferne und Süße wie denjenigen eines Opferlamms sich in seinen Beziehungen mit Andern zuzulegen. Seit er den Antioedipus gelesen hat, liebt er sich. Jetzt ist er nicht mehr irgendwer, sondern das Inbild des Schizophrenen und zwar desjenigen, dessen "Reich nicht von dieser Welt" ist. Und jetzt ist er wohl auf der Suche nach einem päderastischen Psychiater, der ihn schön, da schizo findet und der ihm vielleicht sehr sanft übers Haar streicheln wird. Kurz, der <u>Antioedipus</u> ist ein ekelhafter Schmöker mit der Bestimmung, im Interesse und zum Nutzen einiger progressiver Psychiater die Fronten auf der Ebene der Klassenkämpfe zu verwirren. Dazu gehört auch, daß es was zu tun gibt: Guattari mit großen Schlachtlärm anzugreifen, wobei man nicht an ihn denken sollte, sondern an all die Proleten, die ihn gelesen haben. Wetten, daß ihn weit mehr Jungen als Mädchen gelesen haben, denn letztere sind in diesem Punkt sensibler. Die Affäre Guattari und Schizo erinnert an gewisse Erfahrungen eines Mitglieds der belgischen I.H.R. (Internationale der revolutionären Homosexuellen). Es scheint, daß die Päderasten in Kanada zu dem Schluß gekommen sind, daß es nötig sei, Kinder von der Wiege an zu verführen und daraus Homosexuelle zu machen, und das ist die Form ihren aktuellen Kampfes. Man könnte angesichts dieser imperialistischen und monopolistischen Päderasten zum Rassisten werden. Man entdeckt bei ihnen mehr und mehr "Phallokratie", die sie gehalten sind, zu bekämpfen. Aber statt dessen verwandeln sie ihre Knabenliebe in einen neuen Ästhetizismus. Da sind noch einige Klingen zu kreuzen."

Brief Sawras an Annie.

2. Kapitel

Vom Postulat Kranker = Proletariat = Opfer der
Ausbeutung des Menschen durch den Menschen war
ich ausgegangen. Nun kam es darauf an, diese
Theorie zu verifizieren. Ausgegangen zu sein,
das heißt bestimmt zu haben, wann, durch welche
Vermittlung die gesellschaftliche Unterdrückung
Einzug gehalten hatte. Gewiß gab es die Standard-
unterdrückung, die gegen alle unterschiedslos an-
wendbar ist, unterschiedslos derart, daß allein
schon die Wiederholung den Begriff inhaltslos
macht. Ein Beispiel: die Rumpelkammer sexueller
Unterdrückung, kanalisiert durch Familie und Fort-
pflanzung usw. bremst ihrerseits ihre genaue und
personspezifische Erforschung. Dies obgleich sie
an allen Ecken ständig beschrieen wird. Denn die
falsche Scham, bei der es sich nur um einen weiteren Ausdruck dieser Unterdrückung handelt, und
die im Allgemeinen von beiden Seiten[+] beigesteuert
wird, läßt eine andere Möglichkeit erst gar nicht
offen. Außerdem war man zu Vinatier auf das Einsperren von Geisteskranken spezialisiert, die
durchweg aus dem Proletariat oder Sub-Proletariat
kamen. Die klassisch Freud'schen und Nachfreud'-
schen Krankheitsbilder rangierten hinter der
beachtlichen Masse hoffnungslos "armer" Kranker,
auch was die Armut an aufsehenerregenden Symptomen betrifft. Sie beschränkten sich einfach
darauf, den Gesellschaftsvertrag nicht mehr erfüllen zu wollen, der ihnen die Stellung des
ewig Unterworfenen garantierte. Das war beispielsweise der Fall bei den "Subjektiven
Syndromen", die ich noch aus der Zeit, als ich
bei M. Lecuir Famulus war, bestens kannte. Allwöchentlich überschwemmte eine lange, nicht enden wollende Schlange von Nordafrikanern das
Wartezimmer. Immer dieselbe Geschichte: Übelkeit,
Schwindel, Kopfschmerzen. "Subjektive" Syndrome,
denn keinerlei Untersuchung des Augenhintergrunds,
der Hirnströme usw. lieferte objektive Befunde.
Man trifft diese Zeichen einfach viel zu häufig
nach jedem ernsten Schädel-Hirntrauma[+] an und
kann daher schlecht leugnen, daß es sie wirklich
gibt. Nicht anders wurde auch ihr mehr oder
weniger rasches Verschwinden in einen funktionalen
Zusammenhang mit eminent subjektiven Faktoren gebracht, besonders dem Wunsch und Willen nach Ge-
nesung und Wiederaufnahme der Arbeit (wörtlich).
"Auch ich", sagte einer meiner Kollegen, ein sehr

von sich eingenommener Famulus, vor dem man sich
die brillante Laufbahn eines Chirurgen schon ab-
zeichnen sah, "auch ich hatte ein subjektives
Syndrom nach einem Bergsteigerunfall. Ich bin
nämlich Alpinist. Aber dank meinem festen Willen
ist das vorbeigegangen, denn ich hatte Lust zu
genesen."
    Bei jedem machte man ein Elektroencephalo-
gramm[+], obgleich man sehr wohl wußte, daß es negativ ausfallen würde (zehn Franc, und die
Sozialversicherung würde sie ersetzen). Immer
dieselbe Geschichte: wenn alles fertig war,
mußten sie noch eine Begutachtung der Sozialversicherung über sich ergehen lassen, die ihnen
recht willkürlich ihre Rechte vorenthielt. Dabei
wurde dann in letzter Instanz das Elektroencephalogramm als unwiderlegbares Argument beschwor-
en, und sie waren dann endgültig dazu verdammt,
sich auf ewig in die Rolle des Klagenden zu finden und in regelmäßigen Abständen die Arztzimmer
zu füllen. Ich hatte mich von einem Assistenten
grün und blau schimpfen lassen müssen nachdem
ich, Skandalobjekt und wenig erfahren in ärztlicher Berufs- und Standeskunde, den Urlaub eines
Nordafrikaners verlängert hatte, obgleich das
Gutachten auf Beendigung des Arbeitsunfalls lau-
tete. Der Nordafrikaner war mit einer Verletzung
der Augenbraue in die Sprechstunde gekommen, die
er sich auf dem Herweg zugezogen hatte, als ihn
am Rand des Trottoirs plötzlich ein Schwindelan-
fall überrascht hatte. Der Chef kommentierte
uns eines Tages die Verhaltensweisen eines Nordafrikaners, während dieser sich gerade in einer
Ecke umzog:
    "Sehen Sie sich diesen Kranken an. Seine Gestik
ist linkisch und sein Gesicht drückt unbeschreib-
lichen Schmerz aus. Die Art, wie er sich aus-
zieht, erweckt den Anschein, als gehe es ins
Examen. Die Symptomatologie, unter der er leidet,
findet sich praktisch nur beim Nordafrikaner.
Dies Häufchen Elend, das man "Sinistrose"[+] nennen
könnte, tritt immer nach einem Arbeitsunfall auf.
Er ist praktisch unheilbar und wird nie wieder
arbeiten können."
    Der Nordafrikaner war in der Unterhose, krümmte
sich zur Seite, wobei er sich mit einer Hand an
der Wand abstützte und hinter der anderen sein
Gesicht verbarg. Ihm schien klar zu sein, daß ihm

diese Untersuchung nichts bringen würde, es sei denn eine weitere Demütigung.

Der Famulus der, wenn er allein war, die Funktion des Chefs hatte, die ich ihm großzügig gönnte und von dem ich gleich noch spreche, war gegen Mittag an so viel zunehmend stumpfsinnigem Widerstand, der sich seinem ganz auf sich allein gestellten heroischen therapeutischen Wollen entgegengestellt hatte, einfach verzweifelt. Da kam ein Algerier vom athletischen Körperbau dessen herein, der immer Schwerarbeit geleistet hat.

"Na, was fehlt Dir? Hast Du etwa Kopfschmerzen? Schwindel?" schleuderte ihm der Famulus aggressiv von hinter dem Schreibtisch entgegen.

Der Algerier sagte kein Wort, setzte sich auf den Patientenplatz, zog einen Fetzen Zeitung aus der Tasche und hielt ihn uns hin. Darauf war ein Photo mit einem Kran, der in ganzer Länge auf die Baustelle gestürzt war.

"Na und?"

"Ich war dort drin", sagte der Nordafrikaner und zeigte auf die Führerkabine.

Peinliche Stille. Der Famulus fand allmählich seine Fassung wieder. Der Araber schien, schlichten Sinnes wie er war, nicht einmal bemerkt zu haben, daß er ihn vom hohen Roß gestoßen hatte.

"Ja, und wie gehts jetzt?" brachte der Famulus unsicher und wirklich sehr höflich heraus.

"Mir gehts bestens, aber mein Chef, der hat mich zu Dir geschickt."

Diese Kranken aus Nordafrika waren Gegenstand eines doppelten Rassismus. Und sie waren die am meisten Enterbten. Kein Pfleger zeigte "Erbarmen" und interessierte sich für diese wenig brillianten Fälle. Schon ihr Äußeres war nach Kleidung und Körperpflege wenig einnehmend, und geschliffene Umgangsformen fehlten ihnen völlig. So versuchten sie vergeblich, sei es aggressiv, sei es kriechend, die Aufmerksamkeit der überfressenen "Doktoren" auf ihre mageren Symptome zu lenken. Die "Doktoren" waren überfordert, wenn sie diese meistgeschundenen Zeugnisse ihrer therapeutischen Unfähigkeit beurteilen sollten. Ihre Krankheitsbilder waren unbegreiflich, es sei denn in marxistischen Ausdrücken und Begriffen. Sie waren der unversöhnlichste, der mathematisch-exakteste Ausdruck des marxistischen Grundschemas. Was sie vor Augen führten, war nichts, außer unspezialisierter, auf die puren Muskeln reduzierte Arbeitskraft, von der der Arbeitsmarkt überquoll, die sie aber dennoch gezwungen waren zu verkaufen. Das nach Maßgabe der Gesetze von Angebot und Nachfrage funktionierende System bot ihnen zur Aufrechterhaltung dieser ihrer Arbeitskraft keinen anderen Tauschwert, als den des exakt bemessenen Existenzminimums.

Das kulturelle Beiwerk, das es so vielen Ausgebeuteten ermöglicht, wenigstens aufgrund der Illusionen, die sie sich über ihren tatsächlichen (Un)-Wert machen zu überleben, blieb ihnen so völlig vorenthalten, daß sie, selbst dann, wenn sie unter den mühseligsten Bedingungen arbeiteten, sich immerhin durch den Arbeitsvertrag gedeckt glaubten. Wenigstens für den Fall, daß sie vor Erschöpfung krank würden. Statt dessen wurde ihnen nun schlagartig klar, daß sogar diese minimale Erwartung nur Betrug war. Was sie unaufhörlich mit aller Hartnäckigkeit forderten war, daß man sie wieder mit all der Fähigkeit Arbeit zu leisten auflade, die ihnen durch diesen Beschiß-Vertrag ausgepreßt worden war.

Eine Analyse dieser Art ließ die Position des ärztlichen Apparats als doch recht unbequem erscheinen. Denn der jeweilige Betreuer sah sich dadurch auf die Funktion eines Kasperle reduziert, das vom System einzig zu dem Zweck auf seinen Platz verwiesen worden war, Illusionen zu nähren und all die Aggressionen und Forderungen abzufangen, die es, das System, unmöglich befriedigen konnte. Der Dialog zwischen Arzt und Patient ist der von Stummen. Gewisse Psychiater sind sich dessen bewußt. Aus ihnen werden die zwielichtigen Amtsträger auf dem Warenmarkt des allgemeinen Betrugs, und das System bezahlt sie dafür, daß sie sich in diese Rolle schicken, die sie von derjenigen der andern, die sie, je mehr es sind, desto besser, als "Kranke" abstempeln, nur dadurch unterscheidet, daß sie deren zwangsläufige Ergänzung ist. Die restlichen Psychiater sind in ihrer Erbärmlichkeit so weit auf dem Hund, daß sie sich dessen nicht einmal bewußt sind.
Sie stellen ihre Energie großzügig in Rechnung und klammern sich schneidig an das abgedroschene Bild vom guten liberalen Doktor. Die heimtückischsten geben sich als Ärzte aus, die "ganz anders, als die andern" seien, wenden sich in

aller Öffentlichkeit mit ihren Kranken gegen das
System, ohne freilich auf ihre Vorrechte zu verzichten. Denn worauf es ihnen ja gerade ankommt
ist, letztere gut getarnt beibehalten zu können.
Bei ihnen handelt es sich um die Parlamentäre in
der Revolution des Gesundheitswesens. Man sieht
sie im Dialog zwischen der herrschenden Gewalt
und den Ausgebeuteten ihr weißes Fähnchen
schwenken.

Viele Chefärzte sind unter dem Druck der sich
ständig verschärfenden und nicht mehr rückgängig
zu machenden Krankheitsintensität dieser Patienten auf den Trichter gekommen, mit dem ganzen
Gewicht ihrer Persönlichkeit die systematische
Rückführung nach Algerien zu fordern. Auch der
wenig schöne Anblick dieser lebendigen Zeugnisse
des Scheiterns aller Therapieversuche hat dazu
beigetragen. Die algerische Regierung hat darauf
so geantwortet, daß sie die zu Repartriierenden
durch Fachkräfte in Gruppen einteilen ließ:
Konvois für Schwindsüchtige, Konvois für Arbeitsunfälle, Konvois für Geisteskranke. So kehrten
sie als Unerwünschte des Staats, der sie in
leere Menschenhülsen verwandelt hatte, nach
Kategorien getrennt in das Land ihrer Geburt zurück, wo sie, so scheint es, still gelegt wurden.
Dies in Form einer Wiederverkörperung des legen-
dären Narrenschiffs. Nur war es diesmal weit um-
fangreicher. Unerwünschter Abfall waren sie in
den entwickelten Ländern, unerwünschter Abfall
blieben sie in den Entwicklungsländern.

*Ich für meinen Teil hatte diesen Menschen nur
empfehlen können und zwar wörtlich, abzuhauen,
die Repartriierung im Zeichen des Gesundheitswesens,
koste es, was es wolle auf jeden Fall zu vermeiden. Die Sozialversicherungen waren mit ihnen
quitt, wenn sie ihnen den Betrag für die Rückreise
erstattet hatten. Dies war, in Anlehnung an die
in ihren Heimatländern herrschenden Gepflogenheiten, mehr als genug. Seit Beginn der Polit-
sierung hatten wenigstens viele von ihnen aufgehört, sich der Lebensbedingungen, die man ihnen
in Frankreich zumutete zu schämen und versuchten
nicht mehr, in Briefen an ihre Angehörigen das
Bild einer paradiesischen Realität zu malen. Desgleichen hatten sie damit aufgehört, die Funktion
der lebenden Mehrwertpumpe allzu bereitwillig*

auszuüben. In dem algerischen Film Mektoub *ist die Psychologie des algerischen Ankömmlings in Frankreich und die sich anschließende Politisierung sehr gut dargestellt.*

Gewisse Fälle bekräftigten mich in der Überzeugung, daß Mai '68 in seinen radikalsten Hoffnungen (radikal ist ethymologisch zu verstehen und meint hier = an der Wurzel ansetzend) ein Volksaufstand gewesen war. Diese Überzeugung freilich wurde von Zeit zu Zeit durch die konterrevolutionären Angriffe von rechts und links erschüttert. Dennoch bleibe ich dabei, daß es sich um eine Volksbewegung und um nichts anderes gehandelt hat. Mai '68 war alles andere, aber bestimmt keine Studentenbewegung. Diese Fälle bestärkten mich darin, mich gegen den aufgezwungenen Gleichschritt zu stemmen, den Gleichschritt, den diese Gesellschaft jedem Individuum einimpft, den Zwang, die subjektiven Bedingungen von Raum und Zeit im selben quantifizierten Maß und Zeitmaß zu leben, diese Einpflanzung derselben Raum-Zeit in alle, der Arbeits-Raumzeit. Derselbe engende Raum zum Wohnen, Verkehren und Schaffen. Dieselben vorgeschichtlichen Einwohner, wie die von vor '14-18, von vor den Neuroleptika: "unaufhörlich denselben Kreisbogen im selben Uhrzeigersinn beschreibend. Und den Boden hatten ihre Füße hohl getreten, dergestalt den Ewigkeitscharakter ihrer Bahn überbetonend". Metro, Mahlzeit, Heia. Ein Erwachsener macht ernsthafte Anstalten auszureißen, aber da ist, wie um seinen Körper zu verteidigen, ein von außen hereinwirkender Wille, der ihm jedesmal aufgibt, einen unbeabsichtigten Schritt zur Seite zu tun. Höchste Zeit für den Ausbruch einer Meuterei auf der anderen Seite der materiellen Mauern.

Zeit und Raum, um die es sich lohnt.

Ich hatte mit einem Zigeuner Freundschaft geschlossen, der schizophren geworden war. Im Bezirk Tonking wohnte er. Damals gehörte er zu einer Zigeunerkapelle und trug zur Unterhaltung vergnügungssüchtiger Gäste in irgendeinem Wirtshaus bei. Sie waren zu dritt. Er spielte Guitarre und verdiente so das Nötigste, um seine vielköpfige Familie zu ernähren. Dann kam der Tag, an dem seine Kollegen plötzlich ihr Spiel unter-

brachen und ihn verständnislos anstarrten: Er
hatte das Spielstück gewechselt, ohne es zu
merken. Dieser Zwischenfall wiederholte sich in
der Folge immer häufiger, sodaß ihm nichts übrig
blieb, als aus der Kapelle auszuscheiden, was
nichts anderes hieß, als daß er gleichzeitig
sein Einkommen verloren hatte. Er spielte mir
auf der Guitarre vor. Dabei stürzte er sich in
große Symphonien, immer wieder andere, die er
unmöglich wiedergeben konnte. All dies entgegen
seiner Absicht. In bestimmten Augenblicken ließ
er sich davontragen, gab seine Unruhe unwillkür-
lich dran und pfiff ein wenig vor sich hin, begann dann wieder seine Guitarre zu zupfen und
suchte nach einer Melodie, die ihm unaufhörlich
zugunsten einer anderen, die er improvisierte,
aus dem Gedächtnis entfiel. Mittlerweile schälte
seine Frau unaufhörlich rohe Kastanien und
schüttete sie in einen großen Sack, der inmitten
des buchstäblich zahllos großen Kinderhaufens
stand. Sie tat es für eine Süßwarenhandlung in
Lyon zu einem Spottpreis: Weihnachten stand vor
der Tür. In diesem Fall ist "zahllos" keine
rhetorische Floskel. Der Zigeuner lebte in einem
Zimmer, das er durch jede Ecke verlassen konnte.
Der Zigeuner stand auf der Schwelle der Dialektik,
auf der Grenze zwischer quantitativer und qualitativer Zeit, wobei er auf letztere setzte, ohne
aber seine Frau von den Zwängen der Arbeitszeit
zu befreien. Er war dazu verurteilt, ein einsamer
Einzelner zu bleiben. Unbestreitbar Schizophrener
zu sein, das war seine Krankheit.

Was am meisten geeignet ist, aufrührerisch zu
machen, ist zweifellos das Unternehmen Differentialeuthanasie. Ihr Wesen besteht darin, dem Menschen
all das abzuschneiden, was für die Produktion unbrauchbar ist. Dies Unternehmen beginnt an der
Wiege und wird von der Familie eingeleitet, vom
Lehrer wiedererweckt, durch die Umgebung fortgesetzt und falls das noch nicht gereicht hat
endgültig vom Bullen, oder von dessen mütter-
lichem Abklatsch, der Psychiatrie nämlich, eingeimpft. Die Unterdrückung, nicht minder irre,
als im Mittelalter, setzt anachronistisch ihr
Werk fort, die Menschen auf den Weg zur Vorgeschichte zurückzubringen. Im Zeitalter der Automation legt sie die Arbeiter an die Kette. Die
Psychiatrie verfügt radikal nur über ein einziges

Bewegungsmuster, sei es in der Umgebung des
Menschen bis hin zur Oberfläche seiner Haut, sei
es in der Tiefe seiner Muskulatur: dem Patienten
jede nur denkbare Chance, jede nur denkbare
Regung zu nehmen, seine Umwelt zu verändern. Sie
ist die a-dialektische Schranke im Kern jeder
Dialektik.

Das gilt für jeden Psychiater.

In diesem Zermürbungskrieg wird der Patient
krank. Er diskutiert nicht mehr. Er ist "autis-
tisch" geworden. Bald wird man ihn mit Schwachsinnigen verwechseln. Nach einigen Jahren wird
vergessen sein, daß er bei der Ankunft noch
redete. Ist seine Hose zerschlissen, dann gibt
man ihm eine andere. Sie wird entweder zu groß
oder zu klein sein, auf jeden Fall aber mit
einer Kordel, statt eines Gürtels dran. Er wird
nicht mehr diskutieren, und sei es auch nur um
die Umgebung nicht endgültig durch seine ewig
wiederholte Forderung gegenüber der Süd-Autobahn
zu langweilen, die durch ihre Weigerung, ihn zu
nehmen, endgültig eine Karriere zerstört habe,
wie sie die Welt noch nie zu Gesicht bekommen
hatte. Dies war sein Trick, der "Muselmani-
sierung" zu entgehen. Dies trotz eines sehr
langen Aufenthalts in Klapsmühlen. Jenem gelang
es, dank seines listigen Genies in Sachen Widerstand durchzuhalten. Er wartet immer, bis seine
Stunde gekommen ist. Dann quatscht er die groß-
spurige institutionelle Psychotherapie mit
seinem Prozeß besoffen, den er spektakulär bei
jeder Gelegenheit wieder aufgreift. Er diskutiert nicht mehr und sei es auch nur, um nicht
mit einem seine byzantinistisch dadaistische
Existenz unerschütterlich feiernden Napoleon
verwechselt zu werden.

*"Den Zustand des Muselmanen zeichnet die
Intensität des Schwunds der Muskulatur aus. Er
hat buchstäblich nur noch Haut auf den Knochen.
Man sieht das ganze Skelett hervortreten, besonders Wirbel, Rippen und Beckenkamm. Das Auf-
fälligste daran ist, daß diesem Verfall auch ein
solcher von Intellekt und Moral entspricht.
Letzterer geht ersterem sogar häufig voraus. Ist
dieser Verfall vollständig, so zeigt der Mensch
ein typisches Erscheinungsbild. Er ist in der*

Tat ausgelaugt, Körper und Gehirn sind ausgeleert.
Seine Bewegungen sind schleppend, sein Blick ist
starr, ausdruckslos und gelegentlich ängstlich.
Auch der Gedankenablauf ist sehr verlangsamt.
Der Unglückliche wäscht sich nicht mehr, näht
sich keine Knöpfe mehr an. Er ist teilnahmslos
und leidet in aller Passivität. Er versucht nicht
mehr zu kämpfen. Er ist niemandem mehr behilflich." (Christian Bernadac, Ärzte des Unmöglichen - Auschwitz, auf dem Höhepunkt der Endlösung).
Diese Beschreibung ist in jedem Punkt bis ins
Detail zeitgemäß, nur daß man Magerkeit durch
Fettsein ersetzen muß. Der "Muselmann" von
Vinatier und der Fresser sind austauschbar.

"Ein Glück, daß es die Neuroleptika gibt
(diese Maschinen des rechtwinkligen Denkens).
So gewisse Pensionäre dieser Entwicklung in
Richtung auf Asylierung lassen sich unter diesem
Deckmantel ganz gut verstecken. Die Begabtesten
nehmen ihre Arbeit wieder auf und führen sogar
ein normales Leben." Ich für meinen Teil nenne
sie Zombies+. Haufenweise habe ich sie wohlabgerichtet jeden Samstag morgen in die Sprechstunde kommen sehen. Sie sind fett und ohne jeden
Zweifel impotent. Denn soviel ist erwiesen: die
Neuroleptika machen die Achse Zwischenhirn-Hirnanhangsdrüse kaputt. Aber was solls, keinen störts!
Wie jeden Samstag treten sie mechanisch ein,
immer in dasselbe Büro, nachdem sie friedlich gewartet haben, bis sie an der Reihe sind. Sie
ziehen artig die Tür hinter sich ins Schloß
und lassen sich den Psychiatern gegenüber, die
bereits Posten bezogen haben, artig nieder. Sie
haben den toten Fischblick.
"Wie gehts?"
"Es geht."
"Und die Arbeit?"
"Und Frau und Kind?"
"Es geht."
Mit der Zeit spart man sich das umfangreiche
Dossier, das doch immer nur haarklein dieselbe Geschichte erzählt. Man überfliegt dieses Krankenblatt, das man ja sowieso per Pflichtübung auswendig kennt, wenn man Zeit hat. Dabei verleiht man
ja nur der Geschichte dieser Abwesenheit aller
Qualitäten und Unterschiede durch minutiöse,

detaillierte Beobachtungen zum eigenen Gebrauch
den Anstrich, als ginge es um den individuellen
Prozeß der Schizophrenisierung. Im weiteren Verlauf tröpfeln dann die Worte spärlicher und der
Kranke rückt aus dem Blickfeld. Aber dessen ungeachtet findet man jedes Jahr, wenn neue Assistenten kommen, die Aufzeichnungen urplötzlich
wieder angereichert, denn jeder Neuling greift
da siegessicher auf die brillanten Formulierungen
im Neuroleptika-Waschzettel zurück, den er zuletzt gelesen hat, und jeder Aufsteiger macht
sich daran, mehr oder weniger originell mal was
Neues zu verschreiben, wobei nicht einmal ausgeschlossen ist, daß sich dadurch das eine oder
das andere Symptom bessert. Nun ist also unser
Kranker geheilt, denn er arbeitet wieder.
"Sind Sie mit der Behandlung zufrieden?"
"Ja."
An dieser Stelle sorgt dann der Psychiater
dafür, daß sich eine Stille breitmacht, wie
manchmal im Gerichtssaal - "damit der Kranke auch
seine Bedürfnisse zum Ausdruck bringen kann".
Hört diese Stille aber nun gar nicht mehr auf,
was durchaus die Regel ist, und es ist nicht einmal der Kranke, der darüber in Panik gerät, dann
setzt der Psychiater den vorläufigen Schlußpunkt
und schreibt in sein Dossier hinter das entsprechende Datum:
- n.z.v. (nichts zu vermelden)
- Gleiche Behandlung,
- kommt nächste Woche wieder.
Je öfter ich diese Zombies sah, umso mehr
festigte sich in mir die Überzeugung, daß das
Neuroleptikum, als einziger vom System zugelassener
Seelenverspanner, und dies ganz im Gegensatz zum
LSD, bei dem es sich ja um sein Gegengift[+] handelt - , daß das Neuroleptikum in nie wieder gut
zu machender Weise einen Prozess in Richtung
individuellen Protests und in Richtung Forschung
auf eigene Kappe in ein undurchsichtiges Mattglasfenster verwandelt, gegen das der Kranke
nichts mehr ausrichten kann, es sei denn, ewig dagegen zu klopfen.

"Er muß her, dieser Sektor. Die dafür nötigen
Mittel habe ich schon erhalten!", hatte Rouvière,
Leiter der Aktion Gesundheit und Gesellschaft im

Departement Rhône auf einer zu diesem Zweck veranstalteten Versammlung den Chefärzten von Vinatier zugerufen, um ihnen Mut zu machen. Diese Bosse, kleine, friedliche Asylväter, die in ihrem an den Kolonialismus erinnernden Pflanzendasein vor sich hin faulten, mit ihrem Schicksal und ihren Villen im eigens für sie reservierten Bezirk innerhalb der Mauern beidseits der großen Hauptstraße zufrieden waren und es sich mit ihren Dienstboten, die sie mit viel Gerechtigkeitssinn vom Pflegepersonal nach Maßgabe ihres zu niederen Dienstleistungen passenden Temperaments hatten auswählen lassen und die sie mit Kerzenstümpfen und anderen geeigneten Naturalien belohnten, sie zeigten wenig Begeisterung und kaum unternehmerisches Interesse angesichts dieses Zuwachses an Arbeit, das sie da auf sich zukommen sahen. Gestützt auf die Telefonverbindung mit dem ganzen ärztlichen und pflegerischen Apparat, nahm sie zwar ihre Funktion nicht gerade übermäßig in Anspruch, und gewiß doch kamen sie sogar im Schlafanzug, wenn sie wegen eines dringenden Falles gerufen wurden, um ihrer Schiedsrichterrolle nachzukommen. Ihre Praxis machte klar, daß es sich bei ihnen um nicht minder chronische Fälle handelte, als bei den Kranken, mit denen sie es zu tun hatten. Nicht anders als diese, konnten auch sie die Mauern ihres geliebten Krankenhauses-zum-gedrosselten-Stoffwechsel nicht verlassen, um etwa nun frank und frei und von neuem Leben durchpulst, die Psychiatrie der Hoffnung und Zukunft in die Elendsquartiere zu tragen. Im Sektor sahen sie nichts, außer einem verwaltungstechnischen Verschnitt der Stadt in viele psychiatrische Sektoren, die sich in groben Zügen mit den der Polizei unterstellten Sektoren decken würden, und die eine wichtige Umschichtung ihrer Klientel zur Folge hätten, sodaß diese nun in Funktion zu ihrer geographischen Herkunft einzuschätzen sei. Bei ihren trübseligen Zusammenkünften wurden sie nicht mehr müde, diesen Kuchen untereinander immer wieder neu zu verteilen.

Guyotat, Psychiatrie-Ordinarius und Lehrstuhlinhaber, sammelte als einziger dynamische, langzähnige Assistenten um sich. Ein solcher war beispielsweise Hockmann, der es gut verstand, den Machtzuwachs an Verwaltungsdingen, wie ihn das Regierungsrundschreiben von '60 anbot, für seine

Interessen zu nutzen. Hockmann, dieser wenig
wählerische Nymphomane, der seine gespreizten
Schenkel jedem jungen Mann darbot, wenn er nur
unternehmerischen Geist hatte, Psychiater war,
Initiative und Verantwortung liebte.

Und Hockmann war es auch, der nach meinem
Eintreffen auf seiner Abteilung keine Gelegenheit versäumte, mir vor Augen zu führen, was
für ein Monstrum doch diese Klinik sei, und der
mich mit dem Glückschwein Sektor, erst in der
Theorie, dann in der Praxis bekannt machte:
Diesem Füllhorn mit seinen riesigen Zukunftsperspektiven.

"Es ist etwas ganz anderes, ob man einen
Fall in seiner natürlichen Umgebung, oder in
der Klinik sieht", sprach Hockmann. "Man begreift ganz schnell die Krankengeschichte durch
was-weiß-ich-welche parasitenhafte, symbiotische
Wahrnehmung im Kernbereich des Lebens, aus dem
sie hervorgegangen ist, einfach schon am Geruch
von so einer Treppenstiege, am Mobiliar, am
Tapetenmuster, an der gedämpften Beleuchtung."
Und von der Theorie des Kranken, als "Symptom"
der "kranken" Familie ausgehend und immer auf
dem Sprung, von der "kranken" Familie als
"Symptom" auf die "kranke" Gesellschaft extra-
polierend zu schließen, landete er dann endlich
bei dem weltumwerfenden Anspruch "das Leben zu
heilen". Mit seiner langen Fuchsschnauze hielt
er sich für berechtigt, in der Misere prole-
tarischer Familien herumzuschnüffeln. Bei
"Treppenstiege" bebten seine Nüstern vor Spaß
und in der Vorfreude, das Wild zu stellen, das
es beim Aufstöbern der familiären Konfliktsitua-
tion, beim Herumwühlen im häuslichen Scheißdreck
zu vernaschen gäbe. So hoffte er seine Neigung
zum Scheißefressen (tendence coprophagique) am
ranzigen Gestank schmutziger Wäsche zu befriedigen. Und wir würden in die H.L.M.[+] hinaufgehen,
den Platz des Familienvaters einnehmen, wohltätige
Ratschläge erteilen, Interpretationen, Beruhigungsmittel und Neuroleptika verteilen.

*Bei einer Fernsehsendung über die schönen
Seiten von Vinatier hatte eine alte Kranke in
aller Einfalt die Situation ausgezeichnet zu-
sammengefaßt. Die Aufnahme zeigte Mme Lascar,
wie sie einer alten, ein wenig einfältigen Dame*

die Nägel polierte.

"Sehr hübsch, was Sie da mit mir machen. Aber wenn ich erst wieder zu Hause bin, wer wird mir dann die Nägel polieren kommen? Wo ich doch keinen Pfennig Geld habe!"

"Man wird schon sehen", sagte Frau Lascar warm und mütterlich und polierte weiter. *"Na, und außerdem haben wir dann ja schon bald den Sektor!"*

"Oh! und bis in meine Wohnung hinein wird man mich dann anöden?", sagte die alte Dame und ihre Stimme zitterte ein wenig.

"Warum solltest Du Deine Übungen in Körpersprache nicht auch in den Wohngebieten abhalten?"

Guyotat dehnte sein Reich auf Villeurbanne und Bron aus. Der Sektor von Villeurbanne hatte sich den "Platz der Befreiung" als Schlupfwinkel gewählt. Er lag neben dem städtischen Theater und genau in der alten Poliklinik für Geistige Hygiene, von der er sich fördern ließ. Hier gab es nichts Chronisches, sondern ganz im Gegenteil einen Lebenskreis, der sich an einem in voller Ausdehnung begriffenen Unternehmen zu schaffen machte. Da war ein ständiges Kommen und Gehen von jungen Sozialarbeitern, Sozialassistenten+, fortschrittlichen Psychiatern, Psychologen, Arbeitern, zahlreiche Versammlungen - und alles aus Interesse am Unternehmen. Hier war auch das Proletariat repräsentiert, und zwar durch etliche zwanzig psychiatrische Krankenschwestern "vom Sektor". Das waren Ex-Krankenschwestern aus Vinatier, die dort ihre Stelle aus Liebe zur Sache aufgegeben hatten. Sie zogen sich eine recht beachtliche Portion Eifersucht von Seiten des dortigen Pflegepersonals zu, weil diese Pflegepersonen trotz Gelegenheit nicht bereit gewesen waren, das Risiko auf sich zu nehmen, die Klinik zu verlassen. Hier war es auch, wo man sozialistische Ansprüche hatte. Man ging von der Arbeit aus. Man suchte die Patienten sehr häufig zu Hause auf, ging zum Unternehmer, zum Polizeichef, richtete Clubs für anonyme Alkoholiker ein, veranstaltete autogenes Training. Man ging ins Krankenhaus um klinisierte Patienten zu besuchen, ging das Personal über die häuslichen Probleme informieren und synchronisierte die Politik der Gesundheitsdienste im Innern, wie nach außen. Die ganze Politik lief darauf hinaus,

den Patienten außerhalb der Mauern zu halten,
denn jede Klinisierung kam letzten Endes dem
Eingeständnis einer Niederlage gleich. Man
mußte ihn also, koste es, was es wolle wiederanpassen, wiedereingliedern in die Gesellschaft,
wieder dazu bekommen, die Arbeit aufzunehmen.
Die Mannschaft war sich ihrer Sache sehr sicher
und jeder wurde über die administrativen
Barrieren, die sich der Ausdehnung des Unternehmens in den Weg stellten, auf dem Laufenden
gehalten. Und hier war es auch, wo fröhlich vergessen wurde, daß der Sektor auf eine Initiative
der Regierung de Gaulle zurückging, eine Initiative, die durch einen Ministerialerlaß vom 15.
März 1960 verfügt worden war. Hier war es die
Klinik, bei der es sich um etwas Schlechtes handelte. Als Feind galt in aller Ausschließlichkeit
nur das Krankenhaus, diese Ursache aller Übel,
die man unter der Gunst der Umstände schnell
auch noch mit dem ganzen Kapitalismus in einen
Topf geworfen hatte. Denn was war dieses unbekannte Wesen, das sich da irgendwo in weiter
Ferne abhob schon im Vergleich zu dem menschenverschlingenden Ungeheuer Klinik? Hier verwechselte man auch eine fortschrittliche Maßnahme mit
Überanpassung der Psychiatrie an die herrschenden
Bedürfnisse nach Profitmaximierung in der kapitalistischen Gesellschaft. Bei einer intersektoriellen Versammlung Nummer 13 von Villeurbanne,
wo einige hundert Sozialarbeiter zusammen gekommen waren, kannten die Mediziner denn auch
keine Hemmungen, von einem "Sozialistischen
Pflegerkollektiv" zu reden. Eine gewisse Abkühlung hatte ich dadurch ausgelöst, daß ich das
Problem der Gleichheit der Löhne aufs Tapet gebracht hatte, wie es sich für ein solches Kollektiv stellte. Denn hatte der Kranke erst einmal
seine Arbeit wieder aufgenommen, nachdem er die
Quälereien am häuslichen Herd hinter sich gebracht
hatte, Quälereien durch Pfleger, die ja, spritzenbewaffnet, damit beauftragt waren, ihre Beobachtungen den Vorgesetzten zu rapportieren, dann
war es mit dem "sozialistischen" Auftrag des
Sektors vorbei. Es kam dann nur noch darauf an,
den nach wie vor sehr störbaren Kranken in den
Gleisen seines Triumphzugs zu halten.
    Für die Krankenschwestern arbeitete ich einen
Bericht über meine Technik aus und fragte sie,

ob es dafür in ihrer Klientel Anwendungsgebiete
gäbe. Eine von ihnen, Denise, war es, die mich
in jeder Hinsicht in Beschlag nahm. Wer sich am
wenigsten über seinen sozialen Sendungsauftrag
täuschte, waren die Krankenschwestern. Auf die
strategischen Hauptpunkte des Wohngebiets verteilt, durchkämmten sie dauernd in ihren Autos
die Stadt und waren überlastet mit Arschbacken,
in die sie zu spritzen hatten. Sie glichen,
alles in allem eher Abenteurerinnen, die diese
zuckende Erregung der trübsinnigen Trägheit in
der Klapsmühle vorzogen. Und der Sektor, er
triefte hinter seiner schein-demokratischen
Fassade nur so vor Intrigen, Rivalitäten und
finanzieller Schieberei. Von außen betrachtet
hatte das alles große Ähnlichkeit mit den Machenschaften einer Sozialdemokratischen Partei, wenn
sie gerade im Begriff ist, die Macht zu ergreifen. Denise kümmerte sich um meine Zukunft
und erschloß meinen Reich'schen Avant-Garde-
Theorien das riesige Erfahrungsfeld der Patien-
tenbehausungen. Sie weihte mich in die Funktionsweise gewisser gelber Zettel ein, die für den
Sicherheitsdienst der Sitzungen in Körpersprache
dazu gut waren, die Kranken zu Hause finanziell
abzufinden. Nichts konnte besser geregelt sein.
Aber in diesem Fall lief es sogar als Massenbe-
trieb. Die Krankenschwestern selbst schwärzten
Tag für Tag eine beachtliche Menge gelber Zettel
nach jedem Türabklappern. Das machten sie gleichsam mechanisch und mit der Sorgfalt, die ihnen in
Fleisch und Blut übergegangen war. Sie richteten
sich nach einem bestimmten Fixum und was an Rück-
zahlungen darüber lag, wurde an die Kasse zurück-
überwiesen. Dies alles führte dazu, daß der schon
recht beachtliche Umfang an Subventionen, den die
D.A.S.S.+ genehmigt hatte, ständig wuchs. Das
Ganze lief darauf hinaus, daß Hockmann allein von
den Unterstützungsgeldern für Villeurbanne profitierte, die ursprünglich dem Dachverband des
Sektors Lyon zugedacht waren. Die andern Chefärzte
waren nämlich zu dumm gewesen, sich um Subventionen für den eigenen Sektor zu kümmern. Hockmann
hingegen hatte im Amtsbezirk Rouviers beim Vor-
stand kräftige Schiebungen getätigt, und hier
wieder hatte sich eine Sekretärin vom D.A.S.S.
besonders hervorgetan. Unter der warmen Hülle
der Integrität hütete sie eifersüchtig das Ge-

heimnis der berüchtigten Berechnungen in Sachen
Subventionierung.
   In den besten Zeiten meiner paranoischen Klarsicht habe ich immer den Eindruck, daß ich in der Weißglut dieser Feueresse gehärtet worden bin, denn hier sah ich mich in den allermachiavellistischsten[+] Knotenpunkt der Machtergreifung über eine Stadt gestellt, einer Machtergreifung, die keine Mafia sich schöner zurechtträumen könnte. Beim Psychiater der Zukunft kann es sich nur um einen solchen handeln, der bei keiner Gelegenheit, nicht einmal dann, wenn er mit seinem Klientel spricht vergißt, seine kleinigkeitskrämerische Schiebermentalität in Anschlag zu bringen. "Verheiratet?""Welcher Beruf?" "Lumpensammler." "Ausgezeichnet! Wenn es Ihnen recht ist, dann werde ich mit meinem Freund, einer Art Departementsrat über Sie sprechen. Kennen Sie zufällig meine Freundin, Frau Soundso, eine Antiquarin?"
   Hockmann unterhielt freundschaftliche Beziehungen mit dem Hauptkommissar von Villeurbanne und hielt auf dessen menschliche Eigenschaften große Stücke. Gelegentlich tauschten sie auch ihre Erfahrungen über gemeinsame Klienten aus.
   Einer Frau, deren Mann als stationärer Patient auf der 2 aufgenommen war, gab ich jede Woche in ihrer Wohnung Valium. Das ging mir gegen den Strich. Die Müdigkeit steckte ihr jeden Abend in den Knochen, wenn sie von der Arbeit zu ihren drei Kindern nach Hause kam, die in der viel zu kleinen Wohnung einen riesen Wirbel veranstalteten. Sie neigte dann zu Zornausbrüchen, und dies wieder deprimierte ihren Mann, der niedergeschlagen vom Dienst nach Hause kam. Es war ein Teufelskreis, denn er war dann nicht mehr im Stand, die üblichen Überstunden zu machen, durch die sie gehofft hatten, eine größere Wohnung mieten zu können. Bei jeder Verordnung ging mir die massive Dosis Beruhigungsmittel durch den Kopf, mit der ich in aller Regelmäßigkeit das (Elends)quartier unter Beschuß nahm. Bayer machte psychotrope[+] Medikamente und Giftgas für Vietnam. Die akute und die chronische Unterdrückung. "Die Maßeinheit der Macht ist das Milligramm."

   "Le pouvoir se dose au milligramme": dabei handelt es sich um ein Sgraffiato[+], das jeder

auf den Mauern der Zentralapotheke von Vinatier lesen konnte. Daneben stand: "unterschiedliche Gifte". (vgl. Epilog)

Die Begeisterung des Anfangs, bezogen auf die Zeit meiner Ankunft, war einem gewissen Skeptizismus gewichen. Die Geisteskrankheit erwies sich widerstandsfähiger, als vermutet und die therapeutischen Erwartungen wurden bescheidener. Man begann sich demütig in die Sprachregelung zu schicken "den Kranken soweit bringen, daß er mit seinem Symptom leben kann". Man konnte sogar fast auf eine gewisse Ernüchterung schließen.

Es ist der Traum des Sektors, endlich auch die ganz Kleinen unter die Fuchtel zu bekommen. Die Männer von Macht haben sie noch nie richtig verstanden und in ihren unberechenbaren Reaktionen deutet sich immer wieder an, daß sie die letzten Statistiken der I.F.O.P.+ in ein Trümmerfeld verwandeln könnten.

Wenn wir eines Tages daran gingen, einige psychohygienische Laboratorien zu zerschlagen, dann würden wir damit die mit mathematischer Gewißheit feststehende Niederlage dieses Konstrukts in der Nachfolge Machiavelli'scher Herrschaftstechniken nur beschleunigen. So sagt beispielsweise S..., daß der Sektor mit seinem Anspruch, die Geisteskrankheit in den Kreislauf der Waren, in die Warenzirkulation und die Welt des Theaters einzubringen, das Ende der Verrücktheit ist. Besser gesagt müßte das heißen: "sein wird".

"Läßt sich die bedrohliche Abweichung, die wir in einer Zweiteilung der Stadt durch die beiden unterschiedlichen psychiatrischen Aktivitäten sehen, nicht vermeiden?", sagen sich die verängstigten Förderer. Und erfinden den Sektor. Diese Promotoren wissen die Zeichen munteren Entweichens+ schlecht zu deuten, die mir aufgefallen sind.

Da ist die Sozialassistentin. Sie hat das Herz auf der Zunge. Erst zieht sie das Krankenblatt zu Rate, dann besteigt sie ihren 2 CV und fährt, freundlich, wie sie ist, diskutieren und zwar mit dem Chef, dann mit dem Institutsleiter, dann mit dem Kommissar. Dabei fällt ihr unter allen Zeichen der Bestürzung auf, daß einzig die persönliche Rücksprache als solche den Anonymus

Psychiatrie das Davonlaufen gelehrt und damit diesen Kranken mit dem unauslöschlichen Siegel der Verrücktheit markiert hat, den Qualitäten Unverantwortlichkeit, Gefährlichkeit und insbesondere Unrentabilität.

Zu Hockmann war ein dreißigjähriger Nordafrikaner gekommen. Eine Nachbarin hatte ihn veranlaßt, schwarzes Fleisch zu essen. Sie hatte ihn verhext und er war impotent geworden. Und gleich sind wir, verlockend wie das Ganze war, losgefahren, um seine Familie und die Hexe aufzusuchen. Hockmann, ich und ein Assistent stiegen an seiner Wohnung aus, wo seine Frau und sein Bruder die Stellung hielten. Nach langem hin und her stimmt der Bruder zu, uns zur Zauberin zu führen. Es scheint, daß man ihr bis dahin noch nicht die Ehre erwiesen hatte, sie zur Hexe zu erklären. Und zu viert durchqzerten wir dann den Hinterhof der H.L.M., voran der Bruder, und alles unter den neugierigen Blicken der Nachbarn hinter den Fenstern. Je näher wir kamen, umso mehr verlangsamte der Bruder seinen Schritt. In der Mitte des Hofs blieb er dann stehen und zeigte auf ein Fenster - das einzige, das sich von den anderen durch schwere, rote Vorhänge unterschied.

"Hier ist es", sagte er. "Aber sie ist weg."

In der Folge kamen dann noch zwei weitere Nordafrikaner, ebenfalls impotent, verzaubert durch dieselbe Hexe, die daraufhin zu einer solchen erklärt wurde. Durch unseren ärztlichen Dienst nämlich... Hockmann, den diese Epidemie ebenfalls befallen hatte, schickte sie aus Gründen der Vorbeugung alle drei wieder nach Hause.

Hockmanns Versuch im Stil von: "Ich, daraus wird mal der Große französiche Arzt, ich, von mir wird die mächtige Medizin kommen, Du, daraus wird einer, den ich abspritzend heile", war übrigens gescheitert.

Mit dem Sektor ist es nicht anders, als mit der Hölle. Er ist mit guten Vorsätzen in Sachen Vorbeugung und Wiedereingliederung gepflastert und überstürzt die Entwicklung, die er bremsen möchte.

Der Nordafrikaner ist geheilt. Er hat einen arabischen Fachmann der Weißen Magie aufgesucht.

Und übrigens hat sich trotz aller sozialarbeiterischen Anstrengungen eine ganze Bevölker-

ungsschicht der Kontrolle entzogen. Der Wohnbezirk
Tonking war ein Teil des Sektors Villeurbanne.
Niemandem aus dem Apparat wurde je die Gunst
des Vorrechts zu Teil, dort einzudringen. Und
falls doch, dann könnte es sich höchstens um eine
todesmutige Sozialassistentin gehandelt haben,
der es nichts ausmachte, zwei Stockwerke auf dem
Hintern hinabzusteigen, und zwar weit schneller,
als sie da hinaufgelangt war. Die Psychiatrie hat
nicht anders als die Popmusik ihre Kundschaft.
Die Propaganda in Illustrierten und Fernsehen
schafft es, im Facharbeiter die Bedürfnisse der
Bourgeoisie entstehen zu lassen. "In Deiner Brust
wohnen zwei Seelen. Du müßtest zum Psychiater
gehen", sagt die Hausfrau zum Hausfreund, denn sie
hat einen Artikel in Elle gelesen. Aber die Zigeuner in Tonking und das Lumpenproletariat ganz
allgemein sind undurchdringlich und feindselig.
Man hat, wenn überhaupt, dann höchstens episodisch,
etwa gelegentlich einer Zwangseinweisung, den
Eindruck offener Kollaboration.

   Es war Mittag und die andern Ärzte waren essen
gegangen. Ich war noch allein im Arztzimmer, da
hörte ich Stimmen und Krawall. Ein Pfleger stürzte
herein, hielt mir eine Taschenlampe hin und forderte mich auf, die Pupillenreaktion eines Kranken zu untersuchen. Er war so durcheinander, daß
ich kaum verstand, was er mir erzählte. Es war
die Rede von einem Auge, das herausgerissen werden sollte. Er führte mich in ein Zimmer, das
hinter einer Holztür lag und in dem ich noch nie
gewesen war. Ebensowenig wußte ich, daß dort
zwei Bettlägerige waren, die ich noch nie gesehen
hatte. Nicht einmal daß es sie gab, wußte ich.
Der Pfleger zeigte mir von weitem, welchen ich
untersuchen sollte und verschwand. Es handelte
sich um einen hinfälligen Greis. Er war ausge-
zehrt und fahl, die Ruine eines Menschen, und
was mich besonders bestürzt machte war, daß ihm
ein Auge fehlte, an dessen Stelle sich nichts,
außer einem mit rosiger, blutunterlaufener
Schleimhaut ausgefüllten, gähnenden Loch befand.
Der alte Mann war völlig erschöpft, brachte keinen Ton heraus und zitterte vor Grauen wie Espen-
laub. Ich mußte mir einen Ruck geben näher zu
treten, um mich an die Untersuchung zu machen.

Der Alte zitterte, wie es schöner nicht mehr
ging. "Man wird sehen", versuchte ich mich zur
Vernunft zu rufen und beugte mich über ihn,
"da ist doch was, das verstehe ich nicht. Ich
muß diese Wunde genau ansehen, denn eigentlich
müßte sie viel stärker bluten". Aber der Alte
hatte gleich seine zitternden Leichenhände dazwischen. Ich machte die Taschenlampe an und
schob die Fransen vor der Öffnung zur Seite, um
in die Tiefe zu gelangen. Ich bibberte genauso,
wie der Alte. Gleichzeitig versuchte ich zu
überlegen. "Also, ruhig Blut! So eine Öffnung der
Augenhöhle ist auf jeden Fall größer, als das
Ding hier, das ja zur Hälfte zu zusein scheint."
Der Schleimhautbelag war gelblich rosa. "Es
steht also völlig außer Zweifel, daß es sich um
eine frische Verletzung handelt. Diese Art Blut
und diese Schrammen lassen auf anderes nicht
schließen." Und ich strengte mich vergebens an,
auf den Boden des Kraters zu blicken, wo im
Grunde nur der Stumpf des ausgerissenen Sehnervs
zu vermuten war. Ich verzichtete augenblicklich
darauf und drückte mich davon, denn mir fehlte
jede Geistesgegenwart weiter zu machen.
"Nun?"
"Ein herausgerissenes Auge hat er."
"Welches?"
"Das rechte."
Die Pfleger stießen einhellig einen Seufzer der
Erleichterung aus, und mir blieb weiter vorbehalten, nicht zu verstehen. Dann erzählten sie mir,
daß vor mehreren Jahren ein junger, schwachsinniger
Blinder, der damals etwa vierzehn Jahre alt gewesen sein könnte, dem Alten, den ich gerade gesehen hatte, das rechte Auge herausgerissen hatte,
wobei dessen Schwäche die Sache erleichterte.
Ich kannte diesen Jungen, weil ich ihn oft gesehen hatte, wie er mit tastenden Bewegungen
durch die Gänge spazierte. Man hatte auf dem ganzen Pavillon nach dem Auge gesucht, unter den
Betten und auf den Möbeln, hatte es aber nirgends
finden können. Daraus hatte man geschlossen, daß
er es nur aufgegessen haben konnte. Seither versuchte der Blinde immer wieder sich an diesen
Alten heranzumachen, um es nochmals zu versuchen,
aber bei den mehrfachen Wiederholungen waren sie,
durch Schreie gewarnt, immer rechtzeitig zur
Stelle gewesen. Und dies war auch der Grund dafür

gewesen, daß sie den Alten in dieses verschließbare Zimmer gesteckt hatten. Nur heute war ein Pfleger für einige Augenblicke weggegangen, ohne die Tür zu verschließen. Und in diesem Moment war der Blinde hineingegangen.

Noch bevor ich die 2 verließ erfuhr ich, daß Guyotat unter dem Druck der Familienangehörigen des Alten, die ihm mit einem Prozess gedroht hatten, beschloß, den vierzehnjährigen Blinden zwangsweise nach Saargemünd zu verschuben. Dies vor allem, um der Verantwortung für einen Unfall zu entgehen. Bei Saargemünd handelt es sich um ein Zuchtkrankenhaus, das nichts aufzuweisen hat, um das es das allerschlechteste Gefängnis beneiden könnte. Es steht wegen der Strenge des dort herrschenden Strafvollzugs und der Grausamkeit des Personals in besonders schlechtem Ruf. Und bei all dem steht fest, daß der Zwischenfall schon längst wieder vergessen war, als der vierzehnjährige Blinde verlegt wurde.

Von Woodbury hatte ich ein Buch über institutionelle Psychotherapie gelesen. Dieser Woodbury zählt hier die verschiedensten Asyle auf, durch die ihn sein Weg geführt hatte. Ihn, den Bewahrer der heiligen Techniken, unter dessen Blick sich alles unaufhörlich zu bessern schien. Wenn Woodbury dafür hielt, daß die Lage es erlaube, dann erklärte er dem Kranken und dem Personal, soweit es dafür kompetent schien, daß hier nun nicht mehr der richtige Ort für ihn sei, weil andere institutionelle Missionen ihn anderswo erwarteten. Personal und "Ex-"Kranke nahmen nun vom geliebten Heiland bewegt Abschied, traurig zwar, doch im Bewußtsein, daß diese Trennung notwendig sei. Woodbury, Supermann der Psychotherapien flog dann neuen Abenteuern entgegen, neuen institutionellen Missionen, dorthin, wo Unglückselige in ihren Ketten stöhnten und die alltägliche Entfremdung nicht mehr hätten ertragen können, hätten sie nicht stets aufs Neue die Hoffnung genährt, daß Woodbury sich eines Tages über ihr Unglück helfend beugen würde. Das war in Amerika.

Und deshalb war ich so glücklich, als ich auf der 2 Assistent werden durfte. Denn ich wußte, daß man hier in die Geheimnisse dieser wundersamen Technik eingeweiht würde, und daß es hier war,

wo man sich unaufhörlich versammelte, und zwar
in kleinen, großen und mittelgroßen Gruppen. Die
wichtigste Demonstration fand allwöchentlich
statt. Da versammelte sich der ganze Pavillon sozusagen in Form einer Generalversammlung und dazu
wurden die Kranken, die Pfleger und die Ärzte aus
der ganzen Abteilung gebeten. Schon auf der ersten, zu der ich ging, war es der Lohn meines
Eifers, der mich ein Stück voranbrachte. Ich sah,
wie Kranke auf Befehl von Pflegern in dem riesigen Gemeinschaftsraum entlang den grauen,
schmutzigen Wänden in einer Runde, die sich im
Dämmerschatten verlor, Platz nehmen mußten. Sie
hatten all die alten, wackligen Metallstühle
vom Pavillon mitgebracht. Alles ging recht
schwunglos vonstatten, aber die Präzision der
Bewegungsmuster legte Zeugnis von der Größe des
Gewohnten ab.

Assistent, Medizinalassistent und Famulus
wählten ihre Plätze nach den Regeln des Zufalls.
Hockmann und sein Assistent nahmen den höchsten
Rang ein, die anderen die restlichen. Keiner aber
war mit einem anderen auf gleicher Ebene. Als
die Pfleger einige Male in voller Lautstärke
und in aller Deutlichkeit über den Pavillon gerufen hatten "Pavillonversammlung", waren einige
der Kranken uns nachgekommen. Andere folgten erst
allmählich, und zwar so, als müßten sie sich dafür entschuldigen. Die Pfleger waren zuletzt, und
zwar geschlossen und alle auf einmal erschienen
und, die Reihen dicht geschlossen, setzten sie
sich in Türnähe. Sie als einzige trugen weiße
Kittel. Die Versammlung war eröffnet.

Totenstille, nur kurz unterbrochen von einem
Kranken, der aufstand, um zu sagen, daß auf dem
Klo nicht immer Toilettenpapier sei, nur kurz
unterbrochen durch einen Pfleger, der ihm antwortet, er habe mittlerweile schon alles Nötige
angeordnet. Totenstille, bis ein Kranker aufsteht und sagt, das Fernsehen sei dauernd kaputt,
und ein Pfleger, der antwortet, er habe mittlerweile schon alles Nötige angeordnet. Bevor er
etwas sagte, blätterte er bedeutsam in einem
kleinen Notizbuch. Seine Stimme klang beamtenmäßig und distanziert, und vielleicht war auch
eine Spur Eifer drin.

Stille macht sich wieder breit. Das einzige,
was ab und zu noch zu hören ist, ist das

rhythmische Geräusch, das gewisse Chronische auf
ihren Stühlen bei ihrem mechanischen Hin- und
Herwippen verursachen. Ihr Blick ist weit weg, wie
immer. Hockmann wirft von Zeit zu Zeit einen
Blick auf die Uhr. Nichts. Nichts läuft. Der
ganze Beschwerdevortrag hat, wenn's viel war,
zehn Minuten in Anspruch genommen, und dann war
nichts mehr los. Jeder versucht nun nur noch
höflich zu bleiben, und die Krämpfe in seinen
Gedärmen sich so wenig wie möglich anmerken zu
lassen.

Wenn schon völlig klar war, daß niemand noch
etwas sagen würde, daß jeder sich nur noch an
den Gedanken der unmittelbar bevorstehenden Befreiung klammerte, dann war es Bêbê-Moustache,
der sich feierlich erhob und sein Plädoyer eröffnete. Er war lang und dürr, hatte eine
riesige, braune Lockenmähne und einen eindrucksvollen Schnurrbart. Er sprach über seine Freuden
und Leiden: über sein Leben, kurz gesagt. Die
Assistenten rührten sich nicht. Hockmann, der
vielleicht ein wenig ungeduldig war, sagt ihm
kühl, daß hier diese Geschichte schon lange und
jedem bekannt sei.

"Ja, Sie haben recht, und bitte entschuldigen
Sie. Aber das ändert nichts daran, daß ich vergessen habe zu sagen, daß, wenn die Firma Süd
-Autobahn mich genommen hätte..." nahm Bêbê-Moustache unverdrossen den Faden wieder auf.

Und erneut stürzte er sich in seine Erörterung, unbekümmert um die Ungeduld der Pfleger,
Hohn auf Hockmanns Hinweis: als hielte er all
dies nur für Anfeuerungslärm, doch fort zu
fahren, dann sogar für einen Befehl, weiterzumachen.

"Du weißt doch zu Genüge, Berthier, daß das
alles bekannt ist!"

"Aber Berthier, das erzählst Du uns doch schon
seit Jahren immer wieder!"

"Berthier, jetzt ist Schluß!"

Hockmann stand auf, und die andern taten es ihm
augenblicklich nach, und das brachte Berthier dazu, seine Erörterung mitten im schönsten Schwung
abzubrechen. Damit war das Zeichen gesetzt. Die
Stunde war um.

*Zum Tode meines Großvaters hatte mir Berthier
ein Beileidsschreiben überreicht. Es war mit einer*

schwarzen Randschnur eingefaßt, wie eine Todesanzeige und gezeichnet mit: "Bébé-Moustache".

Auch über die anderen Pavillonversammlungen, denen ich auf der 2 assistiert habe, könnte ich in dieser Weise berichten. Aber das würde, fürchte ich, den Leser nur ungeduldig machen, denn ein wesentlicher Unterschied bestand da nicht. Manchmal war der Wortlaut anders, der gewissermaßen die Wachablösung brachte, mit der er uns, gestützt auf seine stark persönlich eingefärbten Einstein'schen Theorien zwischen den Sternen hindurch spazieren führte, wobei er ersichtlicherweise keinerlei Verständnis dafür aufbrachte, daß nichts und niemand ihm auf seiner Sternreise folgte. Durch die zahlreichen Wiederholungen war diese Reise durch den Kosmos nicht minder alltäglich und langweilig geworden, als eine Fahrt im Bus.

Eine Stunde pro Woche immer derselbe, in all seiner Befremdlichkeit ängstigende Geist der Schwere, die gleiche trübselige Stille, die alle Stellen mit derselben Klebrigkeit durchtränkt, wie der merkwürdige, für den Pavillon so charakteristische Geruch, der dem Besucher in die Nase steigt. Von denen, die daran gewöhnt sind, wird er schon längst nicht mehr wahrgenommen. Dieser immer gleiche Armeleutegeruch, eine Mischung aus unangenehmem Nachgeschmack und Apotheke, angebrannter Küche, Urin und verfaulten Kartoffelstöcken, alles mit anderem verstaubten Abfall aus Garderobe und nachlässig geführtem Haushalt vermischt. Eine Stille, die mit bodenloser Gewalttätigkeit und eben noch gebremster kalter Wut vollgepackt ist. Immer derselbe passive Widerstand auf Seiten der Kranken, die auch schon andere Formen passiven Widerstands zu Gesicht bekommen haben, wie beispielsweise jene, die mit philosophischem Scharfsinn den Neuling mehr oder weniger feierlich in die Falle der vorgespiegelten Bereitwilligkeit, die Psychiatrie verändern zu wollen tappen ließen, jene Kranken, die gezwungenermaßen oder weil man sie hinters Licht geführt hatte akzeptierten, unter Preisgabe ihres Körpers sich in diese Komödie zu schicken. Immer derselbe im Korpsgeist der Pflegerschaft wurzelnde Verteidigungsreflex auf der Lauer, sich hinter verwaltungstechnischen Regeln und Funktionen zu verstecken,

deren Trägheit ihrerseits darin gipfelte, daß
es sogar am allernötigsten fehlte. Und dies ist
das objektive Kennzeichen beamtenüblicher Rücksichtslosigkeit, die den Kranken im Zustand
eines vernachlässigungswürdigen Überzähligen
hält, dem man alles weismachen kann. Immer derselbe, lautlose passive Widerstand, zentnerschwer in seiner Bedrohlichkeit, der sich manchmal zum heimtückischen, allumfassenden Wahn zuspitzte, sein boshaftes Vergnügen darin suchte,
durch ständige Wiederholung sogar das Personal
auf die Palme zu bringen. Systematisches, radikales Sabotageunternehmen gegen pfäffische
Missionierungsversuche jeder Art. Auf die Dauer
wurden die Ärzte davon angesteckt. Sie nahmen
dasselbe beschränkte, distanzierte und niedergeschmetterte Aussehen an. Es dauerte nicht lange,
dann gaben sie auf, wahrten jedoch den Schein, die
Hülle, die nur noch Schutt in sich befaßte.
Gegen Semesterende pflegten Hockmann und sein
Assistent sich gegenseitig zu vertreten. Nur so
war der Fortgang der Institutsversammlungen gewährleistet.

Aber das änderte nichts daran, daß Hockmann
ein zäher Bursche war. Er organisierte Patientengruppen, in denen die Krankengeschichte rückhaltslos veröffentlicht wurde (von ihm selber,
wohlverstanden), in denen jeder das Recht hatte,
frank und frei über etwaige Ausgänge, über die
Intensivierung oder Milderung einer Behandlung
des einen oder andern zu diskutieren. Hockmann
hatte nämlich Woodbury gelesen. Dieselbe Verschwiegenheit. "Ich bin kein Arzt", hätte er wohl
allgemein zur Antwort erhalten. Die Kranken wollten nicht, daß ihre Mitpatienten zensiert würden, zumal sie sehr schnell verstanden hatten,
daß ihnen die Rolle des Beraters nur zum Schein
zugeteilt worden war, nachdem man ihnen zu Beginn
in einigen Fällen entgegengekommen war. Denn Hockmann hatte eine Behandlung entgegen den Anweisungen
des Interessierten beibehalten. Im Krankenhaus
will es mit der Klassenkollaboration eben nicht
klappen. Die wenigen Patienten, die zufällig darauf hereinfallen, werden Spezialisten des guten
Willens und begegnen der offenen Verachtung durch
die Betreuten, und der heimlichen Verachtung
durch die Pfleger. Gunst können sie nur bei den

Psychiatern erwerben, die nur allzu zufrieden
sind, wenn sie wenigstens irgendwo den Schein
therapeutischer Aktivität ausüben können. Manchmal hat er sogar die Möglichkeit, Schiedsrichter
in einem Konflikt zu sein. In dem Maß, wie der
Günstling chronisch wird, erklärt ihn der
Psychiater dann feierlich für unheilbar, zieht
sich von ihm zurück und überläßt ihn den
Pflegern. Gelingt es ihm, sich bei den Pflegern
einzuschmeicheln, dann darf er den Hof kehren
und ihnen den Laufburschen machen. Viele werden
zu "Nullen" (indics).

    Hockmann versuchte auch noch, eine Art Jugendclub auf die Beine zu bringen. Dazu bediente er
sich Jean-Francois', der, so schien es, immer
bei Laune war, vor tollen Ideen nur so wimmelte
und einen nahtlosen Kooperationsgeist mitbrachte.
Und dieser baggerte, wie ein leibhaftiger Schwerarbeiter zu diesem Zweck alles, was es an Jungem
auf der Abteilung gab zusammen und brachte es
auf so um die zwanzig. Der Beginn war nicht allzu
"entmutigend". Sogar den Direktor haben sie mit
einer Petition wegen des schlechten Fraßes angekotzt. Hockmann verstand es, sich dadurch aus der
Rolle des Sündenbocks zu schleichen, daß er den
Spieß umkehrte, sich ans Telefon hing und Jaquelin
erstaunt, verärgert und verständnislos versicherte,
er könne sich überhaupt nicht vorstellen, wie man
es Kranken habe erlauben können, ihn in seinem
Büro zu belästigen. In der Folge hatte ich Rücksprachen mit Jaquelin, in denen ganz klar wurde,
daß aus seiner Sicht das Pflegepersonal nur die
eine Aufgabe hatte, die Kranken zu verwahren,
keineswegs aber die, sie zu betreuen. Es ist noch
zu erwähnen, daß Hockmann die Klinik wenig später
verließ, um sich seinem geliebten Sektor gänzlich zu widmen. Daraufhin fiel auch das in sich
zusammen, was den Jugendclub bis dahin noch gestützt hatte. Bei einer dieser Versammlungen
war es denn auch Jean-Francois als einziger, der
noch weiter monologisierte, als ein anderer sich
angriffswütig auf ihn stürzte, stolperte und
Jean-Francois in ganzer Länge vor die Füße
knallte. Hockmann warf sich voller Angst dazwischen, kauerte sich neben den Anderen und versuchte, ihn in flehentlichem Ton zu besänftigen.

    "Ich frage mich, warum ich in dieser Weise eingeschritten bin. Es kommt mir fast vor, als hätte ich Schuldgefühle", vertraute mir Hockmann sinnend nach dieser Versammlung an.

Er hatte nur allzu wahr gesprochen. Jean-Francois verfiel zusehends. Die andern hatten jedes Interesse an der Gruppe verloren und hielten sich abseits. Er kam dauernd ins Sprechzimmer gelaufen. Hockmann gab ihm schließlich zu verstehen, daß er von ihm die Nase voll habe.

Es gab nur eine Versammlung, die allmonatlich stattfand, ein Treffen, wo es um die Spargroschen ging, und sie allein stach durch ihre Lebhaftigkeit von allen anderen Versammlungen in einzigartiger Weise ab. Diese Unruhe wäre aber all denen nur schwer verständlich zu machen, die noch nicht in die Geheimnisse der Beschäftigungstherapie eingeweiht sind.

Meine Medizinalassistentenzeit neigte sich dem Ende zu. Das Interesse an den Körpertechniken hatte mich mit Legros, einem Spezialpfleger zusammengebracht, der zum einzigen Sportlehrer der Klinik geworden war. Das räumte ihm das Vorrecht ein, auf sich allein gestellt schalten und walten zu können, und mit gleitendem Stundenplan auf dem Gebiet Körpererziehung zu arbeiten, für das er verantwortlich war. Ich ging regelmäßig zu ihm hin, um mich in die Methode Psychokinetik von Leboulch einzuarbeiten.

Bei der Psychokinese nach Leboulch handelt es es sich um die theoretische Ausarbeitung einer Erziehungsmethode auf dem Gebiet des Sports, die darin besteht, daß keine Anweisungen gegeben werden (non directive). (vgl. L'Education par le mouvement, Leboulch, Editions sociales francaises.)

Infolge seiner Spezialkenntnisse und seiner Erfahrung in Psychiatrie hatte er sich eine wohldurchdachte Kritik dieser, in der Erzeugung phalangistischer[+] Individuen so hochqualifizierten Gesellschaft erarbeitet: Ideal mit militärischem Mut ausgestattet, vom Geist mannhaften Wettkampfs besessen oder vom Lederkissen. Großspuriges Gebaren, Unterdrückung der Bauchatmung, kleine gequälte Gesten des Geizkragens. Diese steifen Einstellungen hatten sich natürlich auch in die zwangsjackenhafte Kleidung und

in den Knoten der Krawatte eingenistet, um damit
sicher zu stellen, daß keiner sich mehr rühren,
keiner mehr atmen konnte. Und demzufolge waren
die Beamten beispielsweise überzeugt davon, daß
ihre Autorität wohlfundiert sei, und sei es auch
nur im wohlverdienten Ausgleich für die dauernd
unbewußt erduldeten Quälereien. Überlegungen etwa
dieser Art stellten wir im *Chez Venus*, dem Café
gegenüber an, und tranken dabei ein Bier ums
andere. Manchmal kam noch Sicre, Hauptpfleger im
Zentrum für Arbeitstherapie dazu, auch Zentrum
für Wiederanpassung genannt, auf den ich noch in
dem Kapitel zurückkommen werde, das der Beschäftigungstherapie gewidmet ist. Es dauerte nicht
lange, da schlug mir Sicre vor, Lehrer für
Körpersprache im Vorbereitungskurs C.E.M.E.A.[+]
von Eycin-Pinet zu werden und eine Theatergruppe
für die Kranken vom Zentrum für Wiederanpassung
anzuwerben. Dieser Vorschlag gab den Ausschlag
und ich entschloß mich, noch länger zu dienen.
Anstatt im Grau der Klapsmühlen meine Medizinal-
assistententätigkeit wieder aufzunehmen wählte
ich den Posten des Verwalters einer Assistenten-
stelle bei Grambert, als der Vorbereitungskurs
bei Hockmann zu Ende war.
 Der Lehrgang von Eyzin-Pinet, den die C.E.M.E.A.
organisiert hatte, war für die Pfleger in Psychiatrie bestimmt. Die Körpertechniken waren hier
ganz groß in Mode. Wir waren vier Initiatoren,
die sich damit beschäftigen konnten: Legros, eine
Lehrerin vom C.R.E.P.S.[+], ich, und ein Pfleger
von Saint-Jean-de-Dieu. Es herrschte dort eine
lebhafte Atmosphäre. Wir führten leidenschaft-
liche Debatten über die Muskelspannung, wie über
jede andere Frage, die sich auf Bewegungsphysio-
logie bezog, und das Ganze zog sich bis spät in
die Nacht hin. Der Leiter von Saint-Jean-de-Dieu
machte uns traurig. Er war dafür verantwortlich
zu machen, daß die Sportlehrgänge im Stil der
reinsten militärischen Überlieferung abgehalten
wurden. Eins, zwei, drei, vier. Das konnte zu
nichts anderem gut sein, als Erinnerungen an die
langweiligen Zwänge in den stumpfsinnigen Gymnas-
tikstunden zu wecken, die sie in ihrer Jugend er-
lebt hatten: Rumpf drehen, Bauch einziehen, mit
den Fingerspitzen den Boden zu berühren versuchen,
etc. Er brachte ihnen sogar Bewegungen bei, die
allen Erfordernissen der Physiologie zuwider-

liefen. Je tiefer die Einatmung, umso größer die Befreiung.

Dann war Nique gekommen, der berüchtigte Inspektor der D.A.S.S.[+]. Ich hatte mich nicht gebremst, ihn offen Bulle zu nennen. An diesem Abend war ich gerade dabei, einen Entwurf zum Körperschema zu machen und er sollte, klar und leicht verständlich, einfache Übungen zur Wahrnehmung des eigenen Körpers enthalten. Nique reagierte eigenartig: Er beglückwünschte mich zu dieser brillanten Darstellung, gab eine Viertelstunde lang seinen Senf dazu und versuchte, der Diskussion die Wendung in Richtung auf einen Dialog unter Spezialisten zu geben, wobei er, als Psychiater, schon per Definition über die alle Zweifel hinter sich lassende Qualifikation in diesem Haufen von Pflegern verfüge - und all das ließ ich ihn wissen.

Wir gingen so weit, daß wir dem Pfleger von Saint-Jean-de-Dieu auseinandersetzten, die Gymnastik, die er lehre, sei faschistisch. Nachdem er erst einmal aggressiv reagiert hatte, bequemte er sich zuzugeben, daß er sich da wenig auskenne. Dann forderte er uns auf, seinen nächsten Kurs gemeinsam vorzubereiten, und ihm dabei zu assistieren.

Diesen begann er damit, daß er seine Schüler bat, Verständnis zu haben, denn er habe seine Methode geändert. Außerdem forderte er sie auf, am Schluß der Sitzung darüber zu diskutieren. Dieser Zwischenfall entbehrte nicht einer gewissen Pointe. Die Tatsache, daß ein Leiter sich selbst in Frage stellte, löste Reaktionen der Unsicherheit aus und zwang dazu, Stellung zu nehmen. Einige verstanden nicht, daß soviel Lärm um eine simple Gymnastikstunde gemacht werden sollte, andere gaben darauf zurück, daß alles politisch sei, vom Unterricht bis zur Psychiatrie. Es ist dasselbe, wie wenn die Psychiater anfangen, von aktiven und passiven latenten homosexuellen Beziehungen zu sprechen. Da sie sich für den politischen Inhalt für nicht zuständig erklären und über die Technik Leboulch überhaupt nicht Bescheid wissen und, was noch schlimmer ist, sich auch nicht um die praktischen Übungen kümmern, haben sie nichts entdecken können, außer diesen letzten Gegebenheiten[+], an Hand deren sie sich nun den Anschein zu geben versuchten, sie hätten alles verstanden. Die hier folgende Begebenheit wirft ein Schlaglicht auf ihre Sitten: Nachdem ich einmal einen ganzen Nachmittag lang unauffindbar gewesen war, weil ich mit einer Krankenschwester einen Kurs abhielt, traf ich bei meiner Rückkehr die Lehrgangsteilnehmer völlig durcheinander dabei an, wie sie in allen Ecken nach mir suchten. Die Psychiater, die offensichtlich zu Opfern ihrer eigenen Interpretationskünste geworden waren, hatten angenommen, ich hätte mich im Zustand geistiger Umnachtung in, weiß der Himmel welche, Selbstmordabsichten verbohrt, und sie seien dafür verantwortlich, weil sie mich mit irgendeiner ihrer psychoanalytischen Interpretationen schwer angeschlagen hätten. Dabei hatten sie es auch geschafft, noch andere Praktika in die Sache hineinzuziehen. Sie alle verfolgten diese Umtriebe, ohne so recht zu wissen, worum es überhaupt ging, wenn nicht um einen sehr schweren Fall. Dies alles erfuhr ich später von Legros.

Am letzten Tag nahm mich Nique beiseite, um mir zu erklären, seine Aggressivität gegenüber Hockmann komme von nichts, aber auch gar nichts anderem, als von der schon sehr lange zwischen ihnen schwelenden latenten homosexuellen Beziehung. Ich mußte darüber herzhaft lachen. Er versuchte mir seinen Fall mit delikaten und pfaffenhaften Überlegungen etwa dieses Kalibers näher zu bringen: "Es gibt sie nun einmal, diese Angelegenheit". Es kam mir nur allzu drollig vor, daß die Psychiater auch mich betreffende diskrete Interpretationen meiner - latenten - Homosexualität auf Lager hätten, und daß Nique versuchte, auf dieser schiefen Ebene mit mir zu sympathisieren. Es war das erste Mal, daß mir bei diesen Leuten ihre Überzeugung auffiel, sie hätten das Schießpulver erfunden, indem sie zaghaft ins Blaue hinein, ihre "Tendenz"interpretationen verschossen, bei denen es sich um weiter nichts handelte, als um ihren angstbesetzten Konformismus. Nique war an dem Zwischenfall gar nicht so unschuldig gewesen. Er versuchte, meine Aufmerksamkeit von seinen politischen Schiebergeschäften mit nebulosen Interpretationen abzulenken, die er angesichts der mir unterstellten Persönlichkeitsstruktur so verführerisch, als irgend möglich gestaltete.

Er hatte sich als so widerwärtig und eingebildet entpuppt, daß ihm die Schatzmeisterin des C.E.M.E.A. die Abfindung für seine Tätigkeit als Quizmaster abschlug. So mußte er sich vor allem die Frage gefallen lassen, unter welchem Titel er eigentlich auf diese Abfindung poche. Den Nique vor der Abfahrt mit seiner schrottreifen DS habe ich noch lebhaft vor mir: Er saß auf dem Führersitz, hatte einen Fuß auf der Erde, das Kinn in die Hand gestützt, und seine ganze Haltung machte den Eindruck, als sei er in tiefstes Nachdenken versunken. Bis er dann startete, verging eine halbe Stunde. Und heute ist Nique ärztlicher Leiter des Sektor Villefranche, von dem allerdings nur das Firmenschild existiert.

Nebenbei hatte ich auch Grambert, meinen künftigen Chef kennengelernt, der an diesem Lehrgang teilnahm. Die Pfleger hielten sehr viel von ihm. Er war für sie der Prototyp des verständnisvollen Chefs. Er war aufrichtig und kam mit jedermann gut aus, mit den Kranken und den Pflegern. Was ihn von Lyon fernhielt, war die finstere Geschichte, in der es um einen gewaltsamen Tod ging, der sich auf einer seiner Abteilungen ereignet haben sollte. Und dieser Spuk war das einzige an seine Person gebundene Wetterleuchten.

Ich fand mich also in der Psychiatrie als Assistent bei Grambert wieder und war für die Pavillons Nr.15 und "Regain" verantwortlich. Ich kam in einer Epoche des Umbruchs. Seit der Sektorialisierung war die Unterscheidung zwischen "offenen" und "geschlossenen" Pavillons aufgegeben worden, und jeder Pavillon war nun per Verwaltungsmaßnahme einem Wohngebiet in Lyon oder Umgebung zugeordnet. Die Liberalisierung, die für alle Pavillons einheitlich gehandhabt werden sollte, stellte die Klinikchefs vor ein schweres Problem, denn sie wußten nicht, wie sie sich gegen ihre gesetzlich verankerte Verantwortlichkeit absichern sollten, die ihnen da in die Quere zu kommen drohte. Bisher hatte die mit dem Etikett "selbst- und gemeingefährlich" versehene Zwangsunterbringung durch Gerichtsbeschluß grünes Licht für die Unterbringung in einem "geschlossenen" Pavillon gegeben, wobei geschlossen mit einem Schlüssel verschlossen meinte, und wobei sich dieser Pavillon von einem Gefängnis kaum unterschied. Die Klinikchefs hatten

sich nun dadurch aus der Affäre gezogen, daß sie
die Bezeichnung offene und geschlossene Pavillons
in Pavillons "für Zugänge" und Pavillons "für
Chronische" geändert hatten. Die Pavillons für
die Zugänge wurden liberalisiert. Man übte sich
dort die Haltungen der geschlossenen und vernünftigen Gesellschaft ein, und die Verinnerlichung der Verbote. Die Tür zur Abteilung blieb
offen. So blieb immer die Möglichkeit, die
Zwangseingewiesenen auf dem Pavillon "für Chronische" mit den Bettlägerigen und den "Unverbesserlichen" zusammen unterzubringen, dort wo
Zuchthaushaft, Schläge und Zwangsjacken noch
immer gängige Münze+ waren. Schon eine recht
sonderbare Entwicklung: Scheinliberalisierung auf
der einen Seite, bestens geeignet, etwaigen Besuchern zur Schau gestellt zu werden und ihr
eherner, mit mathematischer Akribie in diese
Scheinliberalisierung eingefügter Eckpfeiler,
die Zuchthausherrschaft in den geschlossenen Abteilungen, die auch in einer entsprechenden Umschichtung des Personals die sie vervollständigende Krönung gefunden hatte; umgängliche Kranke
und Pfleger in den offenen Abteilungen, schwachsinnige, widerborstige und unverbesserliche
Kranke und Pfleger auf den "chronischen". Was
mich betrifft, so wurde ich von beiden, in voller
Umgestaltung begriffenen Pavillons beerbt: der
15 (Nummer 15, Männer), die ihrem Ruf als Pavillon
für Neuzugänge schon Ehre machte - ein großer
Männerpavillon, auf dem nur noch drei oder vier
Bettlägerige waren, die man schon auf dessen
chronische Entsprechung "Colline" verlegt hatte,
und den "Regain", bei dem es sich um einen mit
alten Schwachsinnigen überbelegten Pavillon handelte, der aber nichtsdestoweniger dazu bestimmt
war, ein Zugangspavillon zu werden und dessen
zugehöriger "Chronischer" "Roserai Sud" werden
sollte.

Damit hatte ich mir für Vinatier zum ersten
Mal eine wirkliche Verantwortung aufgehalst. Ich
konnte sagen und wiederholen so oft ich wollte,
daß mein einziges Interesse die Körpersprache sei.
Es nützte alles nichts. Ich mußte Neuzugänge aufnehmen, Sprechstunden für Rentner abhalten, wenn
dies gewünscht wurde, Kranken Schlafmittel geben,
wenn die Pfleger von ihnen beunruhigt wurden, und
noch eine Menge anderer Sachen tun, wie sie meine

Lehrzeit mit sich brachte. So mußte ich im einzelnen tagtäglich lernen, daß ein Neuling, gleichgültig ob nun Assistent oder Kranker sich von allem losreißen und verschiedene Stufen der Einweihung hinter sich bringen mußte. Sie alle wurden als geheim und halbamtlich dargeboten, gewürzt mit verschiedenen Pseudo-Vertraulichkeiten, deren jede ebensoviele Geheimnisse enthielt, die man nicht verraten durfte, als nötig waren, um einen unwiderbringlich zum Komplizen zu machen. Darunter auch die Vertraulichkeiten gewisser kräftiger Krankenschwestern, die einen "auf dem Laufenden" hielten, einen darüber informierten, daß es doch gar nichts Ungewöhnliches war, wenn des nachmittags - wenn also kein Arzt da war - im Fall einer "kleinen Störung" die Menge an intramuskulär gespritzten Neuroleptika eben einfach verdoppelt wurde. Wer wird sich da schon wundern, wo doch bekannt ist, daß die Mutter der Familie, wenn sie das Geschrei des Säuglings satt hat, soweit kommt, ihn mit großen Mengen Theralene[+] zur Ruhe zu bringen! Die Krankenschwestern in ihrer überwiegenden Mehrheit waren vor allem auf ihre persönliche Sicherheit bedacht und keineswegs auf eine angebliche Therapie. Sie ließen das ärztliche Personal reden und Psychotherapie Psychotherpie sein. Und die institutionelle war ihnen da wieder genau so lieb und wert, wie jede andere. Die Krankenschwester sah in der Liberalisierung des Klinikbetriebs nichts weiter, als eine höchst überflüssige Gefährdung ihrer körperlichen Unversehrtheit, und dies machte sie ersichtlicherweise noch weit reaktionärer, als ihre Klinikchefs.

Und so wurde der Assistent immer wieder von den Pflegern gequält, doch die Dosis bei diesem oder jenem zu erhöhen. Auf dem "Regain", dem Pavillon, auf dem ich mich später abquälte, kam eine Krankenschwester dreimal täglich in mein Büro:
"Bitte sehen Sie sich gleich mal Frl. Soundso an. Sie ist schon da."
"Aber ich habe sie doch erst gesehen."
Stutzen auf Seiten der Krankenschwester.
"Aber im Stationsbuch ist doch überhaupt kein Medikament verordnet!"
"Sind Sie der Ansicht, daß Frl. Soundso

Medikamente braucht?"
 Und die Krankenschwester schien mehr und mehr die Fassung zu verlieren.
 "Aber", stotterte sie, "es ist doch eine Kranke, und Kranke brauchen Behandlung."
 Nachdem ich drei Monate gekämpft hatte, war soviel erreicht, daß, wenn ich in großen Lettern in das Stationsbuch schrieb "Frl. Soundso bleibt ohne Behandlung", man der Betroffenen keinerlei Pille mehr aushändigte.
 Der Oberpfleger auf der 15, der sich, darin jedem Chef vergleichbar, durch eine weise, reaktionäre Philosophie hervortat, war durch mein erstes Auftreten völlig aus der Fassung geraten. Auf der ersten Chefvisite nahmen mich Frau Baron, eine dicke Weißnäherin, leutselig und gutmütig, und Frau Margottin, die Beschäftigungstherapeutin der Abteilung, die sich von ihr durch ihre Bösartigkeit unterschied, und letztere wieder resultierte halb aus ihrer Dummheit, halb aus ihrer Wankelmütigkeit, diese beiden also nahmen mich zur Seite und wisperten mir ins Ohr, es sei nötig, den Sexualbetrieb bei Roger zu dämpfen. Roger war ein achtzehnjähriger Debiler. Es war das erste Mal, daß sie mich um etwas baten.
 "Gibts viel Homosexualität auf der Abteilung?" murmelte ich im gleichen Ton zurück.
 Frau Margottin blickte stumm in die Gegend. Peinliche Stille.
 "Warum stellen Sie die Frage", sagte sie nach einer Pause des Nachdenkens.
 "Weil ich wissen möchte, ob es hier Möglichkeiten gibt, den Sexualbetrieb Rogers zu dämpfen."
 Sie verfluchte mich bei allen Göttern, die nicht da waren.
 "Wissen Sie, seine Geschlechtsteile sind schon sehr entwickelt", meinte träumerisch Frau Baron und schien bereit, sie mir in allen Einzelheiten zu beschreiben.
 Nach der Visite ging ich zum Oberpfleger ins Büro.
 "Ich denke, man müßte Roger Bromat geben."
 "Aber sicher", meinte der Chef, der nur mit halbem Ohr zugehört zu haben schien.
 "Seine Genitalien sind sehr stark entwickelt", fuhr ich ungerührt und im belehrenden Ton des Großen Chefs fort, wenn er der Diagnose Schwert

fallen läßt.
Der Chef fuhr in die Höhe.
"Woher wissen Sie das?", fragte er mich im Ton
des Inquisitors.
Schon am dritten Tag habe ich das Bromat abgesetzt.

In der Klinik ist alles darauf abgestimmt, den
Neuling Schritt für Schritt in den Strudel des
Alltags zu ziehen. Nach einigen Monaten hält
einen die Routine noch weit sicherer in ihrem
Netz gefangen, als der weiße Kittel, auch wenn
es keinem der Pfleger gelungen ist, einen dazu
zu kriegen, daß man ihn trägt. Der Chef, der
meine Absicht kannte, mich auf der Abteilung mit
der Körpersprache zu beschäftigen, schlug mir vor,
mit einer allwöchentlichen, einstündigen Versammlung des Personals zu beginnen, damit da ein
"vernünftiges Projekt" draus würde. Einige Wochen
vergingen, bis mir klar wurde, daß der wirkliche
Zweck dieser Treffen darin bestand, mir den Wind
aus den Segeln zu nehmen. Die Teilnehmer waren
immer fauler geworden und glänzten überwiegend
durch Abwesenheit. Nur ein Pfleger nahm unverdrossen teil. Er schlug vor, wir sollten ein
Büro für Arbeitsvermittlung improvisieren. Damit
hoffte er, der Ungeschicklichkeit der Kranken
aufzuhelfen, die immer dann besonders deutlich
wurde, wenn es darum ging, einen Arbeitsplatz zu
finden.

*Wenn es darum ging, jemanden wieder ans Arbeiten zu bringen, war diese Mannschaft immer sehr
flugs bei der Hand. Jeder wußte, daß "unsere
Kranken faul sind" und zwar per Definition. Und
darin brachte diese Mannschaft denselben Rassenhaß zum Ausdruck, wie sie ihn für gewöhnlich mit
Zielrichtung gegen die Nordafrikaner nach außen
kehrte. Man kann sagen, daß ein - die Notwendigkeit des Arbeitens betreffender - Moralismus
vom besten Schrot und Korn praktisch die einzige
Art und Weise war, in der dem Kranken begegnet
wurde. Arbeit und nochmals Arbeit, das war der
Dämon, von dem die ganze Pflegermannschaft besessen war. Wenn es die andern waren, die arbeiteten, wohlverstanden. Das Haupthindernis für die
Heilung sahen sie darin, daß einer nicht arbeitete.*

Und diese Schlußfolgerung hatte in ihren Augen den Wahrheitsgehalt und das Gewicht eines Gesetzes. "Und vor allem, sagt ja nicht, daß ihr aus Vinatier kommt", sagte der Sozialassistent im Ton einer Geisterbeschwörung zu den Insassen, die Erlaubnis hatten, sich nach einer Arbeit umzusehen. Sie ließen die Post ohne genauere Anschrift an die Nummer 95, Boulevard Pinel schicken. Aber der größte Teil der Unternehmer hatte schon spitz gekriegt, was sich hinter dieser Adresse verbarg. Ungeachtet ihres Eifers, die Kranken wieder in die Arbeit zu treiben, dachte keiner daran, ihre Post anzunehmen, wenn es darum ging, sie über die Privatadresse des Personals laufen zu lassen. Dagegen hüteten sie sich ab, indem sie, der Himmel weiß welches Risiko vorschoben.

Der größte Sadist in der ganzen Mannschaft war der ausgetrocknete, drahtige Brun. Von den Andern, die es vorzogen, sich in die Küche einzuschließen und ihre Täßchen[+] zu trinken und den ganzen Morgen nicht wieder herauszukommen, es sei denn, daß es nötig wurde, Präsenz zu beweisen, oder bei der Essen- und Medikamentenverteilung dabei zu sein, von all diesen unterschied er sich dadurch, daß er vor Tätigkeitsdrang platzte. Er war denn auch der einzige, der von der therapeutischen Funktion des Krankenhauses überzeugt war. Als er einmal einen Kranken dabei überraschte, wie er seine Tabletten ins Scheißhaus schmiß, wurde er ob dieses skandalösen Verhaltens den ganzen Tag nicht mehr ruhig. Er legte sich auf die Lauer und erwischte noch einige andere dabei. Obwohl ihn seine Kollegen davon zurückzuhalten versuchten, brachte er diese Vorfälle bei den Pavillonversammlungen sogar vor den Chef. Sein Vorschlag dabei war, die Kranken vor der Stationsapotheke Spießruten laufen zu lassen und sie zu zwingen, zwei Tabletten unter den Augen des Pflegers zu schlucken. Er hatte sich auch eine besondere Verekelungstherapie zurechtgelegt. Die Verekelungstherapien, schlicht Brechmittel, waren die einzigen Behandlungsmöglichkeiten, über die die Klinik verfügte, wenn es darum ging, Alkoholiker zu behandeln. Einfach deshalb, und dies war ausschlaggebend, weil sie am billigsten waren. Der Kranke nahm drei Wochen lang täglich eine bestimmte

Menge Antabus+-Tabletten, dann war die endgültige
Überprüfung des Behandlungserfolgs dran: man
zwang ihn, einen halben Liter Wein zu trinken,
und davon wurde dem Kranken hundeelend. Am
nächsten Tag konnte er dann das Krankenhaus mit
einem Behandlungsplan zur Fortsetzung seiner
Antabuskur verlassen. Überflüssig zu erwähnen,
daß die meisten wenig später wieder zurück waren.
Dann hätte man den betreffenden Pfleger einmal
sehen sollen, wie er hinter seinen Brillengläsern
die Augen rollte, wenn er mir auch die letzte
Einzelheit über Krämpfe und Kotzerei eben dieses
Kranken auseinanderlegte, den er gerade behandelt
hatte, oder wenn er mir voller Enttäuschung sagte:
"Und der war von oben bis unten blau angelaufen,
und seine Übelkeit war einfach erstklassig, aber
es hat nichts gebracht. Sind Sie nicht auch der
Ansicht, daß man morgen gleich nochmal loslegen
sollte, und zwar diesmal mit mehr Wein? Sein
Blutdruck würde es erlauben."

Obwohl ich grundsätzlich anderer Meinung war,
habe ich seinen Vorschlag-aus-dem-Stegreif akzeptiert. Denn der Rest der Pflegerschaft würde
dem Ganzen vor lauter Faulheit einen solchen
Widerstand entgegensetzen, daß da ohnehin nicht
viel draus würde.

Versuchte ich mich mit meinem Chef über ein
Problem zu unterhalten, das mit Kranken zu tun
hatte und das mir nicht mehr aus dem Sinn gehen
wollte, dann hob er an, wie folgt: "Das bringt
mich wieder auf diese Geschichte...", und dann
tauchte er in einem Fallbericht unter, von dem
er vor zehn Jahren einmal gehört hatte, der ihn
aber an eben diesen andern Fall denken ließ,
dessen Geschichte die folgende war, und war
erst einmal eine Stunde um, dann verstand er es
geschickt sich urplötzlich davonzudrücken, ohne
daß ich auch nur einen Schritt weitergekommen
war. Das Wesensmerkmal des Herrn Grambert bestand
eben darin, mit jedem gut auszukommen, mit Kranken, wie mit dem Personal. Er pflegte immer eine
so gutmütige Väterlichkeit, daß es reichte, ihn
vor jedem Konflikt in Sicherheit zu bringen.

Nichtsdestoweniger gewann er eine Prise Autorität zurück, als es in einer der allwöchentlichen Versammlungen des Personals darum ging,
eine Entscheidung darüber zu fällen, was mit
den "geheilten" Kranken anzufangen sei. Man hat

schon oft gesagt, die größte Schwierigkeit beim Betreten einer Klapsmühle bestehe darin, sie wieder zu verlassen. Doch da gilt es, die feinen Unterschiede zu beachten. Mir will es scheinen, daß man die größten Schwierigkeiten, die Klinik zu verlassen, wenn man dazu Lust hat, und sie nicht zu verlassen, wenn man dazu Lust hat, daß man diese größten Schwierigkeiten dann hat, wenn man ein "frischer" Fall ist. Und dies alles deshalb, weil da jede Woche eine bestimmte Anzahl Kranker war, die die Klinik verlassen *mußten*. Dies im allgemeinen zwar in Abhängigkeit von der Zahl der Neuzugänge, andererseits aber auch, wenn auch mehr zufällig, in Abhängigkeit von den Statistiken, die der Chef brauchte, um die Belegung seiner Abteilung für künftig zu planen. Und deshalb wurden gewisse Gesundheitskandidaten dem Chef vom Personal vorgestellt, damit er als Chefarzt die endgültige Entscheidung treffen konnte. Und so kam es auch, daß diese Mischbilder von Kranken ohne Namen und Geschichte, denen einfach nur die Arbeitskraft entzogen worden war und dies bis zu einem Grad, daß sie schon allein zufrieden waren, wenn sie in der Klapsmühle auch nur Bleibe und Brot gefunden hatten, daß diese Bastarde unter den Kranken von heute auf morgen sagten, daß sie sich "gut erholt" hätten, und genau so gingen, wie sie gekommen waren, mal abgesehen vom Valium, das sie während des Klinikaufenthalts geschluckt hatten. Und einige Tage oder Wochen später kamen sie im Allgemeinen ja doch wieder. Und in dem Maß, wie sich das Personal daran gewöhnte, sie als Zubehör der Innenarchitektur zu verdauen, verwandelten sie sich denn auch Schritt für Schritt in Chronische.

    Damals, als ich dort anfing, war Grambert noch sehr in Sorge wegen eines ungeklärten Todesfalls, der sich im "Colline" ereignet hatte. Er berichtete mir lang und breit über die Leichenöffnung, die ihm große Sorgen gemacht hatte. Er erklärte mir auch, daß ihm die anderen Oberärzte, als er als Oberarzt nach Vinatier gekommen war, großmütig die sadistischsten Pfleger zugeteilt hatten, die verdorbensten und die am meisten dem Alkohol verfallenen, die sie auf ihrer Abteilung hatten finden können. Er habe schwer zu kämpfen gehabt, Herr im eigenen Haus zu werden. All das habe ihn an die Geschichte dieses

Schlächters unter den Nazis denken lassen, dem
die Revierärzte gezwungen waren zu gehorschen.
Bernardac berichtet davon in *Les Médecins de
l'impossible*.

Dabei leistete er sich einen Versprecher und
sagte statt "Colline" Pavillon Dora, Dora Konzentrationslager der Nazis.[+] Das Ende dieser Geschichte habe ich nie erfahren können. Der Kranke war eines gewaltsamen Todes gestorben. Entgegen ihrer Gewohnheit hatten die Pfleger die
Bullen von Bron gerufen und diese hatten die Ermittlungen eingeleitet. Sein Körper war blau angelaufen gewesen.

Ich habe mir *Les Médecins de l'impossible* gekauft. Es war voll schrecklicher Geschichten aus
dem Konzentrationslager, eine schlimmer, als die
andere. Und damit hatte ich den Grundstein zu
meiner "wahnhaften Primärerfahrung" gelegt.
Meine Sensibilität gegenüber dem Terror in Weiß,
gegenüber dem Gesetz des Todschweigens als einer
der spezifischen Eigenschaften dieses Terrors,
war dadurch geweckt worden. Und mein Verdacht
richtete sich gegen alles, was weniger auffiel
und gegen das, was dieses Gesetz an Hintergründigem barg.

"Wie gehts?"

"Sehr gut", sagte mir ein Kranker, der ans
Bett gefesselt war in Gegenwart der Pfleger.

"Und was haben Sie hier?" fragte ich mit
Blick auf eine Beule an seiner Stirn.

Stille.

"Das will nichts heißen. Ich habe mich da an
eine Ecke gestoßen, als ich auf's Klo mußte."

Bald darauf brachte ein gewisser Oberst im
Ruhestand, Leiter eines Soldatenheims in Nordafrika einen seiner Heiminsassen an, bei dem
seiner Meinung nach die Unterbringung in der
Klapsmühle dringend geboten war. Er sprach des
langen und breiten über diesen Fall und man hatte,
wie man ihn so reden hörte den Eindruck, es handele sich um einen der Edelsten der ganzen Menschheit. Ein bezauberndes Wohlwollen ging von ihm
aus, und freundlich war er zu seinen Bürgern,
und diesem seinem Wohlwollen entsprach aber auch
rein nichts in der Haltung des "Kranken", der kein
Wort Französich sprach, jedoch dienstbeflissen
jedem "nichtwahr, Achmed?" zustimmte.

Ein regelrechter Schwindel überkam mich. Ich

sah mich in der Rolle des Nazikollaborateurs in
einer Welt von Krankheit. Die Geisteskrankheit
hatte es nie gegeben. Sie war nichts, als ein
bequemer Begriff, mit dem man die Unerwünschten
dem langsamen Tod entgegensteuerte, war nichts
als ein Deckmantel des Elends, der Euthanasie-
Unternehmen jeder Art möglich machte. Dies hinter
Einrichtungen, die vorgaben, die Seelen zu heilen.
Der Hitler mit dem menschlichen Antlitz hatte
es nicht mehr nötig, Benzininjektionen zu ver-
passen. Hatten sie den Kranken vom "Colline"-
Pavillon gehängt? Oder hatte man ihn eine Am-
pulle Zyanid schlucken lassen? Zum ersten Mal
war ich hier mit einer solchen Verantwortung
in dieser Gesellschaft befaßt. Jeder Fall be-
stärkte mich in der Auffassung, daß die Geisteskrankheit noch nie existiert hatte. Ich muß
sagen, daß ich persönlich die Spielregeln
dieser Gesellschaft weder für mich, noch für
andere akzeptierte. Ich war rein wahnsinnig...

Eines schönen Morgens, ich war gerade auf
die Abteilung gekommen, erwartete mich Jean
Sénétas im Vorraum.

"Ich komme, um Ihnen über irgendwen was zu
sagen", sagte er, und stand wie auf glühenden
Kohlen.

Jean Sénétas war ein ungehobelter Klotz. Er
hatte die Schreinerei unter sich und Grambert
hatte es für richtig gehalten, ihm einen blond-
mähnigen Vagabunden zu überweisen, der gern
schreinern wollte. Und Grambert wollte ihn
wieder an einen gesunden Lebensrhythmus gewöhnen.

"Meine Leute konnten ihn nicht ausstehen mit
seiner schwarzen Jacke, verstehen Sie, nicht ertragen. Sie haben ihm die Fresse eingeschlagen."

Ich konnte mir alles sehr gut vorstellen und
fühlte die Wut in mir aufsteigen, sagte aber
nichts.

"Und übrigens, wissen Sie", fuhr Jean Sénétas
fort, "er ist süchtig, ich habe ihn oft Haschisch
rauchen sehen".

Jean Sénétas ersparte mir keines des Zeitungs-
klischees aus dem *France-Soir*.

Ich befleißigte mich des technokratischsten
Aussehens:

"Sehr gut", sagte ich, "wir geben uns alle
Mühe, diesen Kranken wieder an einen normalen

Arbeitsrhythmus zu gewöhnen und deshalb bin ich der Ansicht, daß er weiterhin regelmäßig von 8 Uhr bis mittags und von 2 bis 6 Uhr zu Ihnen kommen sollte. Ich werde ihm sagen, daß er sein Haschisch am Abend auf der Abteilung rauchen soll."

Jean Sénétas verschwand von der Bildfläche so verstört wie einer, der gerade dem Leibhaftigen begegnet war.

Telefonanruf von Grambert am nächsten Tag.

"Ich hatte eben ein Telefongespräch mit dem Direktor. Man hat ihm erzählt, daß Sie Ihren Kranken Haschisch geben. Ich habe Sie natürlich gedeckt. Wissen Sie über diese Geschichte Bescheid?"

Es war das erste Mal, daß Radio Vinatier sich mit mir beschäftigte. Bei Radio Vinatier handelt es sich um eine Infrastruktur zur Informationsübermittlung, der es zu danken war, daß jeder über die Angelegenheiten aller Bescheid wußte. Davon wird noch oft die Rede sein. Radio Vinatier war stets damit beschäftigt, den lüsternsten Kranken und Ärzten Pestbeulen anzudichten und anzuhängen. Und so hatte ich mich zu meinem Nachteil gewohnheitsmäßig damit abgefunden, daß mir die phantastischsten Gerüchte immer wieder zu Ohren kamen. Die einfältigsten Gemüter nahmen sie gläubig auf, die anderen verstanden sie kunstfertig zu manipulieren. Jean Sénétas war, wie könnte es auch anders sein, bei der C.G.T.[+]

Beim Festmahl zu Semesterschluß, das uns der Chef spendiert hatte, sprach ich offen über diese Geschichte. Einige Famuli hatten ihren Spaß daran und schworen mir, sie hätten ernsthaft geglaubt, ich rauchte mit meinen Kranken. Und sie hatten nichts Ungehöriges dabei gefunden. Ich war eben, sozusagen, für Vinatier Repräsentant der Laingschen Linie[+].

3. Kapitel

Dieses Jahr konnte die in Entstehung begriffene Psychiatergewerkschaft eine beachtliche Anzahl Teilnehmer auf ihrem Kongreß in Marseille versammeln. Allem Anschein nach war Mai '68 seit zwei Jahren vorbei, hatte aber eine Bresche in die pseudowissenschaftliche Fassade dieses Berufsstands geschlagen, von der es schien, daß sie nie mehr geschlossen werden könnte. Die Psychiatriebullen (les gardes-fous) mußten mehr denn je den Schwanz einziehen. Darüberhinaus war die Mehrheit mit der Organisation sehr unzufrieden. Dies gilt insbesondere für die Assistenten in den Landeskrankenhäusern, die das Ansehen ihres Berufs hinsichtlich dessen einer Minderheit schwinden sahen: desjenigen der Assistenten von der Seine in ihrer Gesamtheit und der Famuli in den Universitätskliniken anderswo im Land. Die Minorität, von der hier die Rede ist, drohte nämlich, die einzige Branche der Psychiatrie der Zukunft für sich allein zu mobilisieren: den Sektor. Hauptsächlich weil ich gerade nichts Besseres zu tun hatte, ließ ich mich auf diese Geschichte ein.

Als ich in der großen Halle, ich weiß nicht mehr welchen modernen Gebäudes in Marseille ankam, hielt man mir einen Teller aus Kupfer hin. Drin lagen, sorgfältig nebeneinander, die Werkzeuge des Bürokraten: Papier, Bleistift, Notizblock, pseudowissenschaftliche Veröffentlichungen des großen Chefs Maschine. Sie sangen sehr ausgiebig das Hohe Lied der Trick-Droge, die ein gewisses Labor unter der Bezeichnung ... schon bald auf den Markt bringen würde. Auf dem Kupferteller lagen auch Einladungen zu den Galadinners dieser und jener Arzneimittelfirmen (und diese haben sich, das gehört sich nicht anders, geradezu zauberhaft um die Wiederherstellung der Arbeitskraft der Kongreßteilnehmer gekümmert, und dies zu jeder Mahlzeit auf dem Kongreß).

Im Vorfeld des Kongresses Propagandastände für Beruhigungsmittel und Neuroleptika: Jahrmarkt der chronischen, chemischen Unterdrückung. Ich überließ mich der Anziehungskraft einer weißen Maus hinter einem Schaufenster, die ihre Zeit damit verbrachte, aus einem Labyrinth aus durchsichtigem Plastikmaterial zu entwischen. "Die Doktoren Soundso und Soundso haben den statistischen Mittelwert der Ausbruchsversuche einer

großen Population weißer Mäuse aus einem
Labyrinth, wie diesem hier im Vierundzwanzig-
stundenversuch vor und nach Verabfolgung des Erzeugnisses Soundso berechnet. Wie Sie unserer
Broschüre entnehmen können, gelingt es der Maus
dreimal häufiger zu entweichen, wenn sie mit
unserem Präparat vorbehandelt ist. Wir empfehlen
es Ihnen ganz besonders zur Behandlung jener
Kranken, von denen Sie insgeheim wünschen, daß
sie aus der Institution fliehen, die ja, Gott
sei's geklagt! noch immer in der einen oder anderen Art den Eindruck eines Gefängnisses macht.
Unser Präparat ist frei von Amphetaminen", erklärte die Werbedame, wenn man ihr näher kam und
steckte dabei die Maus nach jedem erfolgreichen
Fluchtversuch wieder ins Labyrinth zurück. Ich
stand, wie vom Blitz gerührt. Die Heimtücke
einer auf die Motivationsforschung gestützten
Reklame hatte mich schlagartig fasziniert. Dieser
Stand rivalisierte in der einer Vorhut alle Ehre
machenden Weise mit den veralteten Ständen der
chemischen Repression. Nicht zufällig hatte ich
mich ihm ganz spontan zugewandt. Diese Werbung
machte mich umso betroffener, je mehr sie von
sich hermachte. Sie stellte mir sinnlich konkret
die Zwiespältigkeit meiner Situation vor Augen,
die einfach nicht zu ertragen war. Was ich da vor
mir hatte, war eine Reklame mit doppeltem, drei-
fachem, vierfachem Boden, wie man sie auf den
Camembert-Käseschachteln findet, wo ein fetter,
freundlicher Mönch abgebildet ist, der mit dem
Gesichtsausdruck des Feinschmeckers dem Verbraucher eine Camembert-Schachtel hinhält, auf
der man einen fetten, freundlichen Mönch sieht,
der.... . Diese Reklame paßte genau zum Zuschnitt
der Masse aller durchschnittlichen Kongreßteilnehmer, der kleinbürgerlichen Medizinalassisten-
ten, deren politisch linke Einstellung es durchaus vertrug, daß sie sich um die immer ungewisser
werdenden Vorteile ihrer Berufsrichtung mühten,
die sie seit Mai '68 mehr und mehr in Frage gestellt sahen. Im gleichen Maß, in dem sie über
Neuroleptika verfügten, um sich vor den "an-
steckenden" Kranken zu schützen, hätten sie nun
dieses Mittel, um sich ihrer Verantwortung zu
entledigen. Die Flucht selber war doch ohne
jeden Zweifel nur fastasmatisch, dynamisches
Fantasiegebilde, und natürlich ging es, wie

allgemein üblich nur[+] für den *Psychiater* darum,
sich in Sicherheit zu bringen, indem er ein
Rezept ausstellte. Das Pärchen Maus-Werbedame,
wie es sich da in alle Ewigkeit sein Spiegelgefecht lieferte, symbolisierte den Kranken und
seinen Psychiater in geradezu neiderregender
Weise. Das herrschende Bürgertum hätte, angesichts dieses Bildes, Gelegenheit gehabt, seinen
Wunsch, an der Macht zu bleiben, in massivster
Form zu halluzinieren. Denn seit Ewigkeiten verschreibt es dasselbe Rezept. Ich stellte mir vor,
wie ich, neuer Priester eines neuen Jenseits,
meinen Kranken demütig diese neue Weihe spenden
würde. Eine beachtliche Menge "Technischer Assistenten" macht unermüdlich, jahraus, jahrein in
den Forschungslaboratorien in immer gleicher
Wiederholung denselben Handgriff, weil es die
Statistik so will, ohne irgendwelchen Einfluß
auf das Ergebnis zu haben. Bei der Statistik
handelt es sich um die Wissenschaft, die die
"Technischen Assistenten" vom Proletariat, zu dem
sie gehören, trennt, eine Wissenschaft, die geschickt von der Arbeitsteilung und der Spezialisierung der Arbeit Gebrauch macht. Es ist vorgekommen, daß Menschen, die in den Laboratorien der
Doktoren Soundso und Soundso im Namen einer angeblichen Befreiung der Menschheit durch die
Chemie die Mäuse verrückt machten und dabei selber tagelang verrückt geworden sind. So habe ich
mich da schleunigst verdrückt und mich bestens
gehütet, irgendwelche Dokumente mitzunehmen.
Dennoch aber konnte sich jeder Zuschauer, der an
der Frau mit ihrer Maus vorbeikam nur insgeheim
über den Fortbestand und die Allmacht seiner
guten Absicht beglückwünschen. Daß die Frau um
seinetwillen die Maus unaufhörlich in den Käfig
zurücksteckte, ob er nun da war, oder nicht,
ist kein Grund, ihn mit dem Ausbeuter gleichzusetzen. Er selber stand ja außerhalb der sich
wiederholenden Gesten der Produktion, und genau
das war ja der Traum jedes Medizinstudenten.
All dies ist nicht anders, als in der Klapsmühle,
wo die Pfleger ja auch gezwungen sind, vierundzwanzig um vierundzwanzig Stunden die
Kranken hinter Mauern zu halten, damit sie den
Psychiatern zur Verfügung stehen.

Erster Nachmittag: Bilanz des Büros in dem
mit Kongreßteilnehmern überfüllten Saal. Was
unsere Programmpunkte vom letzten Jahr betrifft:
- Vereinheitlichung des Dienstwegs: gescheitert;
- Der Sektor: gescheitert;
- Aufnahme: gescheitert;
- Unsere Entschädigung: gescheitert.
Dann zogen sich die Leute wieder in die
Kommissionen zurück. Ich hatte die Bildung eines
Ergänzungsarbeitskreises "Mittel der Aktion" erreicht. Wir waren vier aus Lyon im Gefolge von
Jeannin, dem Initiator dieses Ausflugs. Er war
ein überzeugter Gewerkschaftler und ein großer
Aktivist des Plans von Fouchet[+]. Klein, ausgetrocknet und sehnig war er von einer fieberhaften Unruhe hinsichtlich der Zukunft seines Berufsstandes erfüllt und entfaltete in der Folge
auf der Ebene der verschiedenen, einander
gleichgestellten Versammlungen eine intensive
Aktivität in der Gesellschaft von Collodin. Evrad
ging zum Arbeitskreis "Politik und Psychiatrie",
Jeannin und zwei andere Assistenten von Lyon gingen in die Arbeitskreise für Organisierte mauscheln. Die Lyoner kannten keine Hemmungen, sich
in den Ruf zu bringen, der extremen Linken anzugehören. Ich bin darauf noch nicht eingegangen,
denn die Sorglosigkeit, die meine Begleiter an
den Tag legten, die gab es nun einmal. Sogar
Jeannin zog Nutzen aus dem bestechenden Titel
"Linker".

Auf dem Kongreß war auch eine Psychoanalytikerin für Kinder, eine Frau Haag. Sie kämpfte gegen
eine Gesetzesvorlage der Regierung, derzufolge
eine Pädopsychiatrische Untersuchung allgemein
zur Pflicht gemacht werden sollte. Sie zog in
allen Arbeitskreisen herum, um die Gewerkschaftler über die Existenz dieses Projekts zu informieren, das Aussicht hatte durchzukommen, und
klagte diesen totalitären Versuch an, der auf
nichts anderes hinauslief, als die ganz Bevölkerung von der Wiege an zu psychiatrisieren. Ihre
Gegenpropaganda rief auf dem Kongreß kaum ein
Echo hervor, denn dieser war damit ausgelastet,
seine eigenen Fliegen zu fangen. Im Arbeitskreis
"Mittel der Aktion" wurde daraus ein Zwiegespräch Tauber. Die Teilnehmer dieses Arbeitskreises sahen sich durch eine beachtliche

Zahl von Lern-Linken bedrängt, die ganz begierig
darauf waren, die Unterdrückung durch den Beamtenapparat in die Flucht zu schlagen, ohne so
richtig zu wissen warum. Es handelte sich um
psychopathische Assistenten, die sich durch
Argumente zur Organisationsfrage sehr leicht
beeindrucken ließen, dabei aber, zumindest bei
Beginn, sehr dazu aufgelegt waren darauf hinzuwirken, daß man den Kongreßgebäuden fluchtartig
den Rücken kehrte. Sie wollten damit die Eintönigkeit des Kongresses brechen, denn es handelte sich ja nicht um *die ihrige* alltägliche
Monotonie. Am Beginn des Arbeitskreises stand die
Feststellung, daß man mit den im Vorjahr erhobenen Forderungen gescheitert war. Dann hatte der
Arbeitskreis noch den Streik als Mittel wirksamer Aktion verworfen mit der Begründung, daß
die Organisation nicht unmittelbar in der Produktion stehe. Ein Streik könne also nur darauf
hinauslaufen, der Regierung beachtliche Einsparungen zu erbringen, wobei obendrein auch
noch seine Störwirkung mit Leichtigkeit von den
Oberärzten vertuscht werden könne.

Das war die Sackgasse. Verschiedene Vorschläge,
die auf Terroraktionen zielten, waren gefolgt,
aber ebenso verworfen worden. Dies letztenendes
deshalb, weil man sie für unverträglich mit der
Einstellung zu vieler gewerkschaftlich Organisierter hielt; keiner hier wollte als
Poujadist+ *im Nachhinein* (poujadiste *a posteriori*) gelten. Weil man sich immer nur nach den
Standesinteressen der Gewerkschaft richtete, erwies sich jeder Versuch, aus der Isolation herauszukommen und sich der Basis, das heißt dem
Pflegepersonal und den Kranken zuzuwenden, als
undenkbar. Die Arbeiten der Kommission liefen
folgerichtig darauf hinaus, die Überflüssigkeit
der Gewerkschaft festzustellen.

"Es ist unmöglich, einen solchen Bericht der
Generalversammlung zu übermitteln", sagte Frau
Haag. "Er wiegelt ab, und was wir nötig haben,
ist die Atmosphäre eines sozialen Konflikts im
Bereich der Psychiatrie. Nur so werden wir unser
Ziel erreichen, die Regierung einzuschüchtern."

Es war unmöglich, dieser Mamma, die ihre Kinder
verteidigte, klar zu machen, daß es nicht darauf

ankommen konnte, mit Schlaubergern dieses
Kalibers zu rechnen, um der Regierung wirksam
eine wie auch immer geartete Opposition ent-
gegenzustellen.
Das Büro hatte bei seinem Abtreten eine
Reihenfolge der Kommissionsberichte verfügt, die
darauf hinauslief, mit dem Schluß zu beginnen:
Vom Einzelnen zum Allgemeinen. Der erste Berichterstatter hatte das Aussehen eines engagierten
Linken, versuchte aber von vornherein die
Assistentenschaft für kleine, lästige Sorgen
folgender Art zu interessieren: "Es wäre vielleicht nötig, daß man für die Arbeit im I.M.P.+
eine Gehaltsaufbesserung bekommt. Sie wäre dann
für den Psychiatrieassistenten ein Äquivalent
dessen, was der Arbeiter für seine Überstunden
erhält. Und man könnte folglich sagen, daß sie
diejenigen von uns erhalten, die Geld am
Nötigsten haben." Es war nötig, durch Radau-
machen während des ganzen Nachmittags die Reihenfolge der Kongreßdarbietungen zu blockieren.
Dadurch wurde die Reihenfolge der Berichtab-
wicklung über die Arbeitskreise umgekehrt. Die
Lyoner haben sich an diesem Tag den Ruf von
Tollwütigen eingehandelt, von dem sogar Jeannin
einiges abbekam, einen Ruf, den sie auch später
nicht mehr los geworden sind. Für mich war er
zuallererst die stürmische Bestätigung für den
Schwachsinn hinsichtlich Praxis bei diesen angeblichen Intellektuellen. Und so präsentierte sich
Pierre Evrard, der geistige Anführer und Berichterstatter der Kommission "Politik und Psychiatrie" am nächsten Morgen auf der Bühne mit derselben Miene einer Überlegenheit, die derjenigen
eines Julius Caesar, als er vom Gallischen Krieg
zurückkehrte, alle Ehre gemacht hätte.

*I.M.P.: Privateinrichtungen für Kranke mit
Bewegungsstörungen aufgrund von Hirnverletzungen.
Diese Privatfirmen boten Assistenten Posten an.
Die I.M.P. sind Schatzkammern für die Assistenten, die am längsten auf dem Posten sind. Sie
machen es ihnen möglich, ihr Einkommen mindestens
zu verdoppeln.*

Er machte sich mit allen Vorkehrungen, die das
Protokoll vorsieht, an seine wichtige Erörterung
und wies dann glänzend und unabweisbar nach, daß
alle psychiatrischen Strömungen, darunter auch

die "anti-psychiatrisch" genannten Tendenzen
nichts anderes wären, als Strategien zur Rückeroberung der Macht. Die Schulmäßigkeit des Vortrags, der mit Andacht aufgenommen wurde, hob
eine Salve begeisterten Beifalls wieder auf. Der
Bericht wurde mit 90% DER STIMMEN angenommen und
genehmigt. Daraufhin schlug ich sofort vor, daß
er unverändert in der ersten Ausgabe des Informationsorgans abgedruckt werden sollte, dessen Herausgabe von der Gewerkschaft ins Auge gefaßt worden war. Und schon machte eine große Zahl der
Lobhudler sich daran, querzuschießen. Mit dem
Inhalt waren sie völlig einverstanden, fanden es
aber taktisch unklug, daß die Gewerkschaft schwarz
auf weiß solche Stellungnahmen in der ersten
Nummer ihrer projektierten Zeitung bringen sollte.
Dies könnte nämlich dazu führen, daß sich viele
der noch in Ausbildung befindlichen Psychiater
von vornherein, und dies für immer, von der Gewerkschaft abwenden würden, werdende Psychiater,
deren politisches Bewußtsein zwar noch unentwickelt, aber durch die Gewerkschaft Schritt für
Schritt zu entwickeln sei, etc. Ich brachte
öffentlich meine Verwunderung darüber zum Ausdruck, daß die Schlußfolgerungen der Kommission
"Politik und Psychiatrie" auf soviel Widerstand
stießen, wenn es darum ging, sie als Plattform
der Gewerkschaft zu akzeptieren, nachdem doch
eben diese Schlußfolgerungen ersichtlicherweise
von der öffentlichen Meinung beklatscht worden
waren. Man schritt zur Wahl. Und diesmal fanden
sich nur noch 55% der Stimmen, die den Abdruck
des Textes unterstützen wollten. Aber gerade der
Umstand, daß der Text rechtens durchgekommen war,
machte mich zutiefst nachdenklich ...

*Es war letztenendes nicht einzusehen, wie die
Masse der in Ausbildung befindlichen Psychiater
anders, als wegen der spektakulären Begleitumstände unserer politischen Analyse zur gesellschaftlichen Funktion der Psychiatrie, als einer
Strategie zur Rückeroberung der Macht, hatte zustimmen können. Lief doch diese Zustimmung auf
nichts anderes hinaus, als darauf, anzuerkennen,
daß sie selber im Lager der Reaktion standen.*

Ein schöner Tag war das, und ein froher dazu.
Der Text ist zum allergrößten Ärgernis seiner
Urheber durchgekommen, und dies deshalb, weil er

im Gegensatz zur wirklichen Funktion der Gewerkschaft stand: Illusionen über die Existenz einer fortschrittlichen Psychiatrie zu verbreiten. Leider war ich der Einzige, der den Widerspruch in seiner ganzen Schärfe durchschaute und bereit war, ihn auf die Spitze zu treiben. Die Linie, die es weiterhin zu verfolgen galt, war diesem Ereignis auf den Leib geschrieben. An den schauspielerischen Darbietungen all der Hampelmänner, die ihre drollige Nummer loswerden wollten, deren jede darauf hinauslief, an die Vernunft zu appellieren, hatten wir uns bestens ergötzt. Verflixt! was hatte ich mir doch für Illusionen über die subversiven Fähigkeiten meiner Kollegen gemacht, und dies ganz besonders bei Pierre Evrard. Er verlor in der Folge immer mehr an Substanz und löste sich in stufenweisem Aufstieg im trüben Dunstnebel hinter dem Gewölk des Lacanismus[+] auf, das er selbst von sich gab und um sich herum verbreitete, ein Dunstkreis, dessen Geburtsstätte der gewissermaßen religiöse Glaube an den Todestrieb war. Und dies trotz starker Bindungen intimster Art.

Es gibt ihn wirklich, den Todestrieb. Nur ist er einzig und allein der bürgerlichen Klasse zuzurechnen, und kein Geringerer, als Pierre Evrard hat uns das in der Folge deutlich gemacht, und glänzend demonstriert, indem er, in der Wirklichkeit und im übertragenen Sinn, diesem zu seiner Inkarnation wurde. Er und andere Assistenten erwiesen sich als unfähig, ihre sexuelle Befreiung anders in die Hand zu nehmen, als in Form eines galoppierenden Deutungspsychoanalytismus der, wenn überhaupt, dann nur in den der Geschichte der O würdigen Kategorien zu beschreiben wäre.

Von dem Moment an, als ich aufgestanden war, um den Bericht der Kommission "Mittel der Aktion" zu halten, provozierte das vorige und wiedereingesetzte Büro einen konzertierten Radau, und in dieser allgemeinen Verwirrung hielt ich meinen Bericht. Dieses Büro hatte natürlich wenig Lust, sich meine Schlußfolgerungen anzuhören, noch gar, sich seine eigenen Widersprüche vor Augen führen zu lassen. Schon einige Tage zuvor hatte ich meinen Standort zu erkennen gegeben, als ein Mitglied der alten Truppe in Form einer Standpauke die Gewerkschaft der Oberärzte angeprangert hatte. Unter den Zeichen höchsten Abscheus hatte er dem Kongreß eröffnet, daß der Vorsitzende dieser Gewerkschaft sein Mandat offen verraten hatte. Dies durch öffentliche Erklärungen zugunsten der Aggregation, Erklärungen, die den Wünschen seiner Gewerkschaft aber ganz handgreiflich widersprachen. An diese Erklärung hatte ich mich im gleichen Tonfall drangehängt und vorgeschlagen, daß mit dem gewerkschaftlichen Zusammenhang zwischen der provisorischen Psychiatergewerkschaft und der Oberärzte-Gewerkschaft zu brechen sei. Mit dieser meiner Haltung unterstrich ich nur noch einmal die Logik der Sache, denn die Oberärzte hatten sich in dem Maß als verantwortungslos erwiesen, als sie einen Repräsentanten gewählt hatten, dessen Hauptsorge darin bestanden hatte, sie zu verraten ... Der Abscheu der Assistentenschaft aber fiel völlig zu Unrecht auf mich zurück. Sogar die Kommission "Mittel der Aktion", die noch am Abend zuvor bereit gewesen war, alles niederzureißen, wies diesen Vorschlag zurück.

Mein Verhalten bei den Mahlzeiten, die uns von den Arzneifirmen gereicht wurden, hatte ebenfalls zur Genüge dazu beigetragen, daß die Mehrheit mich ins Lager der Irren verpflanzte. Mein Medizinstudium hatte mich endgültig allergisch gegen alle zotenreichen Schnulzen gemacht. Gegen die obszönen Unverschämtheiten einiger fröhlicher Zecher, die uns in ihrer analen, althergebrachten Freundlichkeit einseifen wollten, praktizierte ich konterterroristische Verhaltensweisen. Diese heiteren Kumpanen kamen singend und rittlings auf ihren Stühlen über den Fußboden hoppelnd im Gänsemarsch näher. Sobald sie in meiner Reichweite waren, kippte ich lässig ein volles Glas Bier über einem dicken, sehr fetten Tenor aus, dann warf ich in aller Gleichgültigkeit jedesmal, wenn sie wieder vorbeikamen, mit allen mir gerade erreichbaren Speiseresten nach ihnen. Zweifellos deshalb, weil sie als Psychiater sich ihres, eines mittleren Chirurgen würdigen, Benehmens schämten, waren sie so wenig wütend, daß sie sich ganz still wieder hinsetzten und nichts mehr heraus haben wollten[+]. Als das Festessen zu Ende ging, kamen mehrere freundliche Leute vorbei, um sich mit mir zu unterhalten:

"Sie mögen wohl Trinklieder nicht? Um Gottes willen, warum eigentlich nicht? Sie gehören doch auf jeden Fall zu den unschuldigsten volkstümlichen Vergnügen."

Bei einem anderen Essen hatte sich der Schatzmeister des scheidenden Büros, der mir gegenüber saß, zum Nachtisch daran gemacht, auf dem mit Brotkrumen übersäten Tisch noch schnell einen für das Lokalblatt zur Veröffentlichung für den nächsten Tag bestimmten Artikel fertig zu machen. Diesem Artikel zufolge waren zahlreiche in Ausbildung befindliche Psychiater, aus allen Teilen Frankreichs angereist, zur Zeit in unserer Stadt zum Kongreß vereint; und hatten sich gestern abend auf der Insel des Herrn Ricard getroffen. Dank der Pharmazeutischen Werke Soundso hatte die ganze Gesellschaft viel getrunken, gut gegessen und sich bestens vergnügt. "Schreiben Sie, schreiben Sie doch. Das Schiff legt in fünf Minuten ab, und wenn es noch länger dauert, dann ist es für morgen zu spät", quälte ihn der hinter ihm stehende Vertreter unter dem handfesten Zwang der vorausgegangenen Abmachung, die er mit dem Büro getroffen haben mußte, und ich meinerseits nahm den Schatzmeister dadurch in Beschlag, daß ich ihn während all dessen buchstäblich an der Ausführung hinderte, indem ich jedes Mal, wenn er wieder schreiben wollte einen Teller zerschlug, und dergestalt die Diskussion abbrach, in der ich behauptet hatte, er dürfe sich in dieser Weise nicht prostituieren lassen. Es handelte sich übrigens um einen sehr braven Burschen, der sich weichherzig entschuldigte, ohne sich jedoch betroffen zu fühlen. Das Büro hatte ihn als Mädchen für alles angeheuert. Er hatte in aller Bescheidenheit auch die Funktion des Zahlmeisters ein Jahr lang ausgeführt, ohne zu den Schiebergeschäften auch nur Zugang zu haben. "Umso schlimmer, schreibe ich ihn eben selbst!" hatte der Vorsitzende, wütend wie er war im Augenblick, bevor er ging gesagt.

Nach reiflicher Überlegung frage ich mich, warum mir eigentlich soviel daran gelegen hatte, die Integrität der Gewerkschaft zu schützen. Es handelte sich wohl um Sabotage, die noch ganz im Anfangsstadium war. Alles, was mit den Mahlzeiten zusammenhing, regte mich auf. So wollte ich mir keine Gelegenheit entgehen lassen, alles zu zerschlagen. Und ich hatte wirklich keine Lust, mich über den wirklichen Wert des Schatzmeisters hinwegzutäuschen.

Der Vertreter einer anderen Arzneifirma, der den Vorzug hatte, die Zuwendungen zu verbrauchen, die ihm unter der Hand zugestanden worden waren, dies ohne dafür Reklame zu machen und immer an dieselben, diesem Vertreter war von all dem nicht das Geringste entgangen. "So ist das nun eben, mit der Publizität", sagte er schlicht zu mir, als unsere Blicke sich nach dem Zwischenfall begegneten. Sein Kumpel aus der Firma schickte mir einige Zeit danach einen wütenden Service.

Später setzten dann einige Firmenvertreter in Lyon in den Sprechzimmern ihrer Ärztekumpanen eine rührende und eingängige Legende nach Art einer Latrinenparole in Umlauf, derzufolge Hof sich beim Kongreß in Marseille besonders dadurch hervorgetan hatte, daß er mit seinem Schwanz sogar Teller zerschlug.
Vgl. weiter hinten, den Abschnitt über Bonnet.

Der Schatzmeister war wirklich von einer waschechten Wurschtigkeit. Seine gute Mine zum bösen Spiel hatte mir Eindruck gemacht. Eines Abends waren wir zusammen zum Tanzen gegangen und hatten über die Identität Psychobulle gesprochen (identité fliquiatrie-psychiatrie). Sie schien ihn nicht gerade übermäßig aus dem Gleichgewicht zu bringen. Es war, als hätte er sich eine andere, noch nicht feststehende Art des Meinungsaustauschs vorbehalten, die großer Worte nicht bedurfte. Auf dem Rückweg gingen wir an einer Ansammlung von Arabern vorbei. Die Gewerkschaft hatte die Kongreßteilnehmer in einigen zweitklassigen Hotels untergebracht, die in Wohngebieten für einfache Leute lagen. Einige Bullen verluden die Nordafrikaner in eine Grüne Minna. Genau, als sie sich anschickten uns zu kontrollieren, hatte ich einen Einfall. Ich drängelte mich vor und zeigte dem Bullen einen Schein, der mich als Mitglied der provisorischen Psychiatergewerkschaft auswies.
"Entschuldigen Sie", antwortete mir der Bulle und grüßte, Hand an der Dienstmütze.
"Kapiert?" fragte ich meinen Begleiter nur.

Die Handvoll Psychiater, die sich bis dahin noch nicht gesehen hatten, waren inzwischen miteinander bekannt geworden und aßen am letzten Tag an einem eigens für sie reservierten Tisch auf dem Bankett. Das war auf dem Flugplatz von Marignane. Sie sahen nicht gerade fröhlich aus, und es steckte auch keine Rose im Knopfloch von Büro und zugehöriger Clique. Obgleich sie theoretisch wußten, woran sie sich zu halten hatten, gelang es ihnen in der Praxis bei aller Heuchelei dennoch nicht, sich wenigstens vor sich selber zu schämen. Das neue Büro glich dem alten: 50% Pariser und 50% einer Marionetten-Opposition, die sich vom ersten Tag an durch lange, pseudo-gauchistische Stellungnahmen distanziert hatte, die rein verbalen Charakter hatten. Jeannin und Evrard hatten sich in eine Art beratender Kommission des Büros wählen lassen und fuhren demzufolge ein übers andere Wochenende+ nach Paris, um sich so für die Dauer eines Jahres jeweils mit den allerletzten Geschmacks- und Moderichtungen vertraut zu machen. Gegen Ende des Kongresses, als die meisten den Saal schon verlassen hatten, blieben einige Wenige um Mme Haag geschart. Sie hatte völlig niedergedrückt nach dem Mikrofon gegriffen, und nun ein letztes Mal als Prediger in der Wüste über das Regierungsvorhaben der zwangsweisen Psychiatrisierung von Kindern gesprochen.

Ein Unbekannter kam bei diesem letzten Essen wie zufällig vorbei und sagte uns hinter vorgehaltener Hand, daß die Gewerkschaft in ihrer Gesamtheit eine ganze Kategorie psychiatrischer Arbeiter schlicht vergessen hatte, die Medizinstudenten nämlich, die nicht einmal ihrem Status nach in Ausbildung begriffene Psychiater waren: die Studenten aus der Provinz, die in zweitrangigen, vielfach konfessionell geleiteten Irrenhäusern beschäftigt waren. Dies in einem sehr nebulosen Zusammenhang mit Psychiatrie, der es ihnen nicht ermöglichte, rechtens irgendeine höhere Qualifikation zu beanspruchen, obgleich sie von den Behörden, die sie für den Fortbestand dieser ihrer Unternehmen brauchten, entlohnt wurden. Mit Steinschleudern nämlich, sozusagen, und dies ungeachtet der Tatsache, daß sie in den Irrenhäusern die einzige Art ärztlicher Präsenz darstellten, und zwar in einer erschreckend rückständigen Institution, die, was ihre Insassen, wie das Personal betrifft, der Moral dreckiger Geizkragen völlig ausgeliefert waren, einer Moral, die den Nährboden für die übelsten Sorten religiöser Unterdrückung bildete, wie sie der spanischen Inquisition durchaus würdig gewesen wäre. Unser Berichterstatter machte einen gleichermaßen geschäftigen und gekränkten Eindruck. Mir fiel schlagartig der Student ein, den ich bei Hockmann kennengelernt hatte und auf dessen Fall dieser Bericht zutraf. Die Behandlung mit Neuroleptika war dort massiv und wurde systematisch durchgeführt. Die Behörden hatten sich eingemischt und hatten sogar auf der Ebene seiner ärztlichen Entscheidungen, wo es darum ging, die Neuroleptikabehandlung zu mildern, kurzgeschlossen, das heißt, die Rechte zu sprechen[+] versucht. Er hatte sich, zusammen mit einigen Kranken, dagegen aufgelehnt und bei dieser Gelegenheit schweren Ärger bekommen. Die Verhältnisse in Privas[+] waren für einen Städter unvorstellbar. Das Personal wurde bis in sein Privatleben hinein einer polizeilichen Inquisition unterzogen. Nach meinem Wissen ist einzig Basaglia in Triest unter anderen Bedingungen zu gleichen Ergebnissen gelangt. Wie eine Staubwolke stob das Gerücht auseinander, daß eine gewissenlose Spaltung im Gang sei, die den so mühsam erreichten Zusammenhang der Gewerkschaft bedrohe. Alles endete damit, daß wir unsere Adressen mit ihm austauschten und uns für den 6.Dezember, 9 Uhr morgens im Wohnheim vom Psychiatrischen Krankenhaus Montfavet mit ihm verabredeten. Dies trotz der ablehnenden Meinung Jeannins und verschiedener Anderer, die uns davon abzubringen versuchten. Für mich handelte es sich, nach der Wirkung, auf die ich es abgesehen hatte darum, die Einheit der Gewerkschaft zu sabotieren, indem ich sie von ihrer Basis in der Provin trennte, die ärztlichen Arbeiter, wie die von Privas aus der Isolation zu holen und Aktionskomitees ins Auge zu fassen.

Die Rückkehr von Lyon gestaltete sich schon recht merkwürdig. Jeannin wurde von den meisten Assistenten wie ein Emporkömmling betrachtet. Ihre kleine, streitbare Familie, die auf ihrer

Elefantenjagd, auf der die Einen den Anderen die
Richtigkeit ihrer wirkungslosen politischen Ansichten bescheinigten, zusammengeschmolzen war,
bereitete den neuen Aktivisten einen eisigen Em-
pfang. Wie sie ohne die Gewerkschaft einer trost-
losen, unspektakulären, in kleinen, nervösen
Schrittchen zu bemessenden Zukunft entgegengehen
würden, dies alles malte ihnen Jeaninn aus, und
ihre durchaus angebrachte skeptische Haltung
sahen sie dadurch vor aller Welt bloßgestellt.
Und so gaben sie sich den Anschein, als stünden
sie haushoch über dergleichen kleinkrämerischen
Vorurteilen. Sie waren die reinsten Stoiker, und
die Falconnet, als immer bereite Brandstifterin
mit ihrer unverwüstlichen Schandschnauze, machte
sich zum Sprachrohr der Versammelten und richtete
radikale Vorwürfe gegen die Wunderkinder. Ich für
mein Teil hatte großen Spaß am Konflikt zwischen
den beiden Linien, deren eine sich bühnenreif als
extrem links verstanden wissen wollte und deren
andere, die extrem rechte Linie, sich als pro-
gressiv aufspielte. Aber dennoch begannen alle
die Ohren zu spitzen, als die Rede darauf kam,
daß man sich einig werden müsse, und daß es ja
vor allem um die ungleichen Gehälter zwischen
Hauptstadt und Provinz gehe. Und in diesem
Stadium begann sich die Diskussion denn auch urplötzlich zu beleben, will sagen, genau in dem
Augenblick, als ich sagte, daß wir überhaupt
keinen Grund hätten, die Frage einer einheit-
lichen Haltung aufzuwerfen, solange die eigent-
lichen Quellen unserer Einkünfte nicht demokrati-
siert seien. Zusätzlich schlug ich vor, die
I.M.P.'s zu kollektivieren. Eintracht wächst in
der Stille. Ich hatte eine Spielregel gebrochen
und ein gesellschaftliches Tabu gelüftet.

　Keiner der Anwesenden wußte genau, wer ein
I.M.P.-Nebeneinkommen hatte und wer nicht, und
überhaupt wußte keiner, wieviel. Man mußte da,
um überhaupt durchzublicken, schon auf vertrau-
liche Mitteilungen zurückgreifen, wie sie die aus
Gründen persönlicher Konkurrenz entstandenen
Konflikte zu Tage gefördert hatten, und auf die
indirekten Vorgehensweisen eines staatlichen
Steuereinnehmers. Man mußte sich an den Zeichen
sichtbaren Reichtums orientieren, um beispielsweise vermuten zu können, daß die Herrn und
Frauen Gillet, Borek, Falconnet, dergestalt ihr

Monatseinkommen abrundeten. Die I.M.P.'s machten
bei einer undurchsichtigen Arbeit mit, die man
sich so unter der Hand zuschob, und dies aus
nicht minder undurchsichtigen Gründen. Sie bildeten eine gediegene Einkommensquelle, auf die
aber niemand stolz war: Die Assistenten waren
privat zu absolutem Stillschweigen verpflichtet
und dazu, unterschiedslos organisch kranke
Schwachsinnige und Psychotiker unter der
Taucherglocke stärkster Sättigung mit einer
nicht zu fassenden Therapie zu halten. Ihre
Gefühllosigkeit war Teil der Einrichtung. Sie
waren, nach Maßgabe von Angebot und Nachfrage,
völlig von der Gnade des Unternehmers abhängig,
und in der Klinik ständig damit beschäftigt,
sich den Kopf zu zerbrechen, wie sie ihre
Bullenfunktion hinter blütenreichem institutionellem Zierrat, der immer dafür stand, angeblich die Verhältnisse ändern zu wollen, verschleiern könnten. Der Film riß genau an der
Stelle ab, wo das wirkliche Wesen ihrer Funktion
sich in all seiner Grausamkeit als nackte Gewalt
zynisch offenbarte: dort, wo es um Kinder ging.

*Falconnet, die größte "Anti" im Heim, war
auch die verdorbenste. Ihr lärmendes Durcheinander war von einer Art hysterisch angekränkelten
Kriechertums, einer Art mürrischen Selbstgenusses. Immer war sie die Erste, wenn es darum
ging, sich gierig auf die Abwege der letzten
Modegeheimnisse zu machen. Eines Tages sah man
die Falconnet ganz besänftigt zum Mittagstisch
kommen. Sie hatte eine Erleuchtung gehabt:
"Wir, die Assistenten, wir können für die Kranken nichts tun. Nur mit den Pflegern können wir
die Arbeit leisten, die wirklich in die Tiefe
geht". Nicht lange nach unserer Abreise fuhr
sie jedes Wochenende nach Paris in ein Seminar,
um dort wie ein trockener Schwamm und mit
Kennermiene die Banalitäten eines Lefèbvre aufzusaugen und sich einzuverleiben und mit ihm
zusammen offene Türen einzurennen.*

Als die Versammlung zu Ende ging, war aus mir
der "Regionalvorsitzende der provisorischen
Psychiatergewerkschaft" geworden. *Es hatte einer
gefehlt.* Jeannin und Evrard waren zu sehr durch
ihre dauernden Reisen nach Paris in Anspruch ge-

nommen. Jeannin hatte zu allem Überfluß auch noch
gehofft, so ein Ämtchen mit Verantwortung würde
mir das nötige Blei in den Schädel gießen. Er
hat mir lange Zeit die nationalen Befehle über-
mittelt, wenn er aus Paris zurückkam, und dies
machte es mir möglich, das Gegenteil zu tun.
Unter dem Druck unserer Diskussionen ging er so
weit, mir anzuvertrauen, daß er Mitglied einer
kleinen geheimnisvollen Partei sei, die er in
esoterisches Geheimnis hüllte. Ich gebrauchte
meinen Titel und trieb damit auch meinen Mißbrauch. Es gab keine Versammlung, auf der ich
nicht, wenn ich mich unter der Assistentenschaft
befand, folgendermaßen das Wort ergriff: "In
meiner Eigenschaft als Vorsitzender der provisorischen Psychiatergewerkschaft..."; "als Regio-
nalvorsitzender der provisorischen Psychiatergewerkschaft, habe ich mich auf dem Kongreß in
Marseille für den Bruch mit der provisorischen Gewerkschaft psychiatrischer Chefärzte ausgesprochen,
die ihre Entsprechung, betrachtet man sich einmal nur die Handlungsunfähigkeit der Gewerkschaft
unserer Herren, in nichts sonst haben kann, als
in noch mehr Stunden, die wir durch sie verlieren
werden. Was halten Sie denn von Ihrer Gewerkschaft,
Herr Perrin?" Herr Perrin mochte mich nicht, denn
er mochte es nicht, in dieser Weise vor aller
Öffentlichkeit angesprochen zu werden. Und die
Assistenten liebten mich nicht, sie, die zu nichts
anderem hergekommen waren, als um Perrins Speichel
zu lecken. Dubuis, der zur Zeit sein Assistent
und Diener war, konnte auch nichts dafür, daß ich
ihm ständig über den Weg lief. Sein Boss weihte
ihn, gleich einem Unterfeldherrn in die Elementar-
kenntnisse dessen ein, was er für Lebensart hielt:
"Aber sehen wir zu, Dubuis, in diesem Fall sind
Sie es, der sich das Schmierfett[+] liefert".

In der Zwischenzeit hatte ich meine Zwei-
zimmerwohnung aufgegeben, die ich in Montchat im
zweiten Stockwerk in einer ruhigen Straße bewohnt
hatte. Vom zeitweiligen Nießen einer puffenden
Dampflokomotive abgesehen und vom Gekreische der
Bahnwärterin, meiner Nachbarin, keinerlei Geräusch.
Ich hatte die Wohnung nach einer allzu stürmischen
Nacht mit den Leuten vom Lebenden Theater aufgegeben. Dieser Heringsbändigerin[+] hatte ihr Aufzug
nicht gefallen. Ich war nach Villeurbanne in die

Louise-Michel-Straße umgezogen. Zwei schmuddelige
Zimmer in einem Industriebezirk. Meinen ganzen
Kram hatte ich dort nicht einmal ausgepackt.
Nicht einmal zum Kochen konnte ich mich auf-
schwingen. Mittags und abends aß ich im Heim.
Unbeweibt, wie ich war, ließ ich mich von der
Klinik immer mehr in Beschlag nehmen. Schon bald
schien es mir bequemer und sparsamer, mir dort
eine Wohngelegenheit zu suchen: kein Hundege-
kläff im Hof, das mitten im Winter nachbar-
schaftliche Zwietracht säen könnte, dafür
Duschen und ein Badezimmer, kein altes spa-
nisches Paar, das der dünnen Trennwand einen ge-
waltigen Schlag versetzte, wenn ich einmal nachts
zu viel Lärm machte. So war ich einfach eingesperrt, und das war sehr bequem. Das Frühstück
wurde jeden Morgen gebracht, vier Stunden Arbeit
täglich, tausend Francs monatlich, Essen, Wohnung,
Wäsche, das Nötigste, um dem Heim zu bezahlen,
was ich ihm schuldig war, um wohnen bleiben zu
können.

Ohne Rücksicht auf meinen unbezwingbaren
Widerwillen gegen jede unnötige Gedächnisarbeit
habe ich mich dort, gerädert, wie ich mir schon
nach all dem vorkam, was ich mir hatte ein-
trichtern müssen, schwer ins Zeug geworfen, denn
ich war auf dieser Stufe durch Collodin und
Christiane Sassard schon mehr oder weniger ausgelastet. Zahllose neurologische "Bahnen" nach
jeder Hirnzone, zusammengestellt durch schwachsinnige Spezialisten, die sich für scharfsinnig
halten und darauf erpicht sind, daß anatomische
und funktionelle Strukturen absolut zur Deckung
kommen, und die dabei dummerweise auf ebenso un-
geschickte, wie blödsinnig zweigleisige Einteil-
ungen für die nebensächlichste Einzelheit gekommen sind, und dies ohne jede innere Logik, aber
dem Anspruch nach wissenschaftlich. So blieb
einem für gewöhnlich nichts übrig, als schlicht
und einfach das Gedächnis zu strapazieren, um
diesen Galimathias[+] wieder ausspucken zu können,
und dies ohne Leitfaden. Man mußte ganze wissenschaftliche Sammelbände wälzen, um sich mit dem
Pathos der Psychiater aufzuladen und um mit den
Spezialisten in ihrer Fachsprache reden zu können,
und dies über drei Fälle, die den Prüflingen
öffentlich dargeboten wurden. Drei Bosse folgten
mit drei Kranken aufeinander, setzten sich den

Kandidaten gegenüber, mit denen sie weltmännisch
diskutierten, nicht anders, als ob sie beim Tee
säßen. Drei Kranke, deren Verfassung in fünf
Minuten durchschaut sein mußte, und wobei die
größtmögliche Zahl zugehöriger Beobachtungen in
der kürzest möglichen Zeit heraus sein mußte.
Das zweite Mal in Lyon, das vierte Mal in
Marseille.

*Die konkurrierenden Dummköpfe in der Medizin
haben in bezeichnender Weise dieses mit "Beziehungen" synonyme Wort übernommen, um die
Dokumente zu zeichnen, die sie zum Goldpreis
aufkaufen. Bei Konkurrenz handelt es sich darum,
die beste "Bahn" zu nehmen, wie man sie sich
unter Brüdern andreht. Eben Bahnen zur Mafia.*

Von einem Tag auf den andern war ich von einem
Ansehen umgeben, das ich verachtete. Das Verhalten
der Assistenten hatte sich mir gegenüber geändert.
Zu meiner nicht geringen Überraschung hatte das,
was ich für unverantwortlich hielt, auf einen
Schlag Gewicht bekommen. Man mußte mit mir rechnen.
Sogar beim Disziplinarausschuß zeigte sich die
Jury sehr bekümmert darüber, daß sie einen so
brillanten Kerl maßregeln mußte. Und es muß schon
gesagt werden, daß Studien dieser Art weit davon
entfernt sind, ungefährlich zu sein. Später habe
ich mich selbst dabei ertappt, wie ich die Fälle,
die mir auf der Abteilung begegneten, in psychiatrischen Kategorien analysierte. Es half nichts
mehr dagegen, bei diesem eine paranoide Struktur
mit der Bedeutung einer Geisteskrankheit zu diagnostizieren, bei einem Andern eine Hysterie mit
psychotischem Einschlag, die Anordnung der Symptome in ihrem Verhältnis zu anderen und allem
und jedem. Zunehmend ging ich dazu über, das
Krankenblatt nicht mehr zu öffnen, wenn ich den
Kranken kennenlernte. Das Schlimmste nämlich ist,
daß diese psychiatrischen Kategorien im Leben des
Alltags ansteckend werden. Man rubriziert nicht un-
ungestraft Leute, die sich fließend über die
neurotischen und psychotischen Neigungen ihrer
Freunde unterhalten ohne Rückwirkungen auf die
eigene Person, wie man sich liebevoll über den
Oedipus ihrer Übertragung beugt. An allen Ecken
und Enden ging ich in Verteidigungsstellung und
sagte mir: "Überstunden mache ich keine". Es
ist ein ebenso armseliges wie beschütztes Milieu,

in dem arme Wracks, die sich an ihre Qualifikation
klammern, ihre Dienste im Austausch gegen den
Schutz der Institution anbieten.Dies die Version
Nummer 70 für Oberärzte, die sich mittlerweile
eingeredet haben, daß sie davon wesensmäßig
verschieden seien. Denn sie haben ihr Vokabular
der modernistischen Soße von Nach-'68 angepaßt
und ihre Krawatten gegen einen offenen Kragen
vertauscht, nachdem sie die Artikel im
Nouvel Obs[+] gelesen hatten.
   Assistent = Arretierter?
   Schrieb später ein Assistent, als die Welle
der Grafitti war. Er malte seine Problematik sozusagen
an die Wand, ließ sich aber, der Teufel
solls holen!, ein Hintertürchen in Form des "?"
offen. Die Haltung eines jeden jungen Assistenten
ist in diesem einen, großen Fragezeichen zusammengezogen.
Sie bringen Ziege und Kohl unter einen
Hut und haben den Finger zwischen Baum und Borke.
Alles wurde getan, um sie da wieder herauszubringen.
Nun können sie die Welt nicht mehr täuschen,
denn es fehlt ihnen jede Entschuldigung.Sie werden
die ersten Opfer des letzten Gefechts sein,
der beispiellosen Gewalt, die zwischen Proletariat
und Kapital zu wachsen begonnen hat. Sie werden
die ersten sein, die es gilt, mit Stumpf und Stiel
herauszureißen. Genau dann nämlich, wenn die Behörde
ihnen das Essen gestrichen hat, und sie dadurch
zwingt, schlicht, wie jeder Bauer das gelegentlich
tut, seinen Imbiß am Straßenrand zu
verzehren. Dann werden sie allein schon bei dem
Gedanken, nun dieselbe Nahrung zu haben, wie
jeder einfache Arbeiter vom Bau, zutiefst betroffen
sein und sich für Fehler bestraft sehen,
die sie, ihrer Meinung nach, überhaupt nicht begangen
haben.
   Vor meinem Fenster ist ein großer, schweigsamer
Park und darin eine Nachtigall, die mich munter
hält. Bäuerliche Stille inmitten der Stadt. Ich
war so gut interniert, daß die Pförtnerin mein
Kommen und Gehen fast genau so gut bemerken und
einordnen konnte, wie bei einem der hier untergebrachten
Kranken. Aber allmählich begann diese
Situation blödsinnig zu werden. "Wo wollen Sie
hin?" fragte die Pförtnerin meine linken Freunde
mit dem merkwürdigen Benehmen. Sie brachte sie mit
Hilfe ihres volksempfindenden Instinkts, einziger
Garantie dafür, ihresgleichen bei Laune und Eifer

zu halten, in Gedanken umstandslos und treffend bei den Kranken unter, bei den Verrückten. "Zu Hof zum Feiern" wurde zu Kennwort und Parole.

Eine der Pförtnerinnen, die Eifrigste übrigens, schwärzte daraufhin in fieberhafter Eile ihr Rapportheft. Daraus wurden Seiten und Aber-Seiten, und aus dem Schriftbild, das auf Übung schließen ließ, hoben sich die mit dem Lineal unterstrichenen Ausdrücke "unerträglich" und "nicht wiederzugeben" deutlich heraus, zumal es damit überladen war.

Unsern Ruf von Tollwütigen der Lyoner Psychiatrie im Herzen Frankreichs befestigten wir endgültig dadurch, daß wir die Wahl der Assistentenposten in Marseille blockierten. Dies auf Empfehlung der Gewerkschaft und dank unserer bevorzugten Stellung im Konkurrenzkampf. Der Majorität der Marseiller, die wählen wollten, setzten wir das Veto des Herrschenden entgegen. Konkurrenz ist eben Konkurrenz. Die Marseiller waren von der Willkürherrschaft der Bosse noch abhängiger als die Lyoner. "Was werden die Bosse sagen?" jammerten aufs Erbärmlichste die größten Feiglinge. Einige flehten uns an, andere verfluchten uns. Spaß am Ausmisten. Die etwas zu leicht eingeheimste Freude, den noch frischen, stürmischen und greifbar nahen Haß der Feinde auf sich gerichtet zu sehen, dazu die trügerische Illusion, sich von ihnen abgesetzt zu haben, und die für einen Augenblick zum Stillstand gekommene Zeit.

Nicht darauf gefaßt gewesen war ich, an der Klinik von Montfalvet den offenen faschistischen Flügel wiederzuentdecken, der uns am Tag des Wahlboykotts gern gesteinigt hätte.

"Haben Sie gewählt?", hatte ich, freundlich und wie ein witzelndes Tantchen ein Mädchen gefragt, die ich dort wiedergesehen hatte, und die sich in Marseille durch ihren hohen Grad an Einsatzbereitschaft ausgezeichnet hatte. "Wer hindert die Bosse daran, den Wettbewerb zu unterbinden und andere auf unsere Stellen zu setzen?" fing sie an und hatte dabei einen weinerlichen Ausdruck, als sei sie am Rand einer Nervenkrise und ihres Selbstvertrauens und fügte hinzu, daß sie es dringend nötig habe, ihren Posten schnellstens zu bekommen. In ihrer Hand hielt sie einen großen, bauchigen Wasserkrug, voll bis zum

Rand, wie es dergleichen in allen Kantinen
gibt. Es gelang ihr nicht, ihn mitten in meinem
Gesicht unterzubringen, denn er ist krachend
gegen die Wand hinter mir geflogen. Damit war
das Zeichen für den Wahlboykott gesetzt. In
Lyon hatten wir unsere Posten schon übernommen.
Was ich nicht wußte war, daß, aufgrund eines
behördlichen Fehlers, die Wahl in Marseille noch
nicht stattgefunden hatte.

Auch im Internat von Montfavet waren die Assistenten arretiert, eingesperrt. Dies jedoch in
der Provinz. Man sah sich in das Letzte Jahrhundert zurückversetzt. Der Terror war in Weiß gekleidet. Die Hauptkampflinie war dort klar:
Mädchen gegen Jungens. Der einen, die uns abholte,
war die Nacht zuvor die Tür von einem Assistenten
zur Hälfte aufgebrochen worden. Man konnte noch
die tiefen Spuren der Einkerbungen, die von
Hieben mit einem Hebel herrührten, im zersplitterten Holz sehen. Die Mädchen hielten untereinander
fest zusammen, um dem patriarchalischen Terror
zu entgehen, der unvorstellbar war. Die Männer
wandten, wenn alles nichts half, immer körperliche Gewalt an. Und eben diese Männer weigerten
sich, am selben Tisch und im selben Raum zu
essen, wie die "Linken" aus Lyon. Vom benachbarten Saal aus dröhnten uns die lärmenden, erbärmlichen Ausbrüche ihrer verkrampften Kameraderie
in Form von Schnulzen entgegen, während sie
gleichzeitig, einer nach dem andern, uns in
offener Feindseligkeit betrachten kamen. Fehlte
nur noch das Weibsbild, das mich fast totgeschmissen hätte.

In der Provinz blieb auch die Opposition der
Mädchen provinziell. Bald schon merkte ich, und
das gefiel mir gar nicht, daß sie von einer
trotzkistischen Hörigkeit waren, und einem dicken
"Sprachrohr" folgten, einem fettleibigen und
pockennarbigen. Diese Frau hatte es bitter nötig,
all dies mit der bürokratischen Wichtigtuerei
auszugleichen, die sie zur Schau stellte, indem
sie ideologisch und taktisch über die C.E.M.E.A.
einen Annäherungsversuch an die Krankenschwestern
in Szene zu setzen versuchte. Sprach jemand vom
Aktionskomitee, dann nahm sie diesen Ausdruck
unverzüglich ihrerseits auf, ohne darin auch nur
die geringste Ungehörigkeit zu sehen, und kam
auf die C.E.M.E.A. zurück. Jeannin hatte es für

richtig gehalten, auch dort seinen gewerktschaftlichen Rundgesang vom Stapel zu lassen, Jeannin, obwohl und gerade weil er zu diesem Projekt überhaupt nicht paßte und brachte so seine persönliche Note in die allgemeine Verwirrung ein. Und in eben dieser Verwirrung haben wir uns getrennt, nachdem wir in Worten die grundsätzliche Notwendigkeit von Aktionskomitees schon in nächster Zukunft bestätigt hatten, von "Aktionskomitees" bei denen es sich um weiter nichts handelte, als um einen Deckmantel der Armseligkeit, den Versuch, auf einen gemeinsamen Nenner zu kommen, und dies außerhalb jedes Ansatzes eines auch nur theoretischen Zusammenhangs. Wir haben noch für den folgenden Monat ein Treffen vereinbart, ohne allerdings daran ernsthaft interessiert gewesen zu sein.

Seit einiger Zeit schon machte ein gewisser Cagnier, seines Zeichens Pfleger, in unregelmäßigen Abständen seine Besuche im Wohnheim. Er war bärtig, behaart und sein Blick war durch die dicken Gläser des Kurzsichtigen verdeckt. Er machte es sich in einem Polstersessel aus gelbem Kunstleder in der Ecke bequem und begann die politischen Perspektiven mit den Assistenten zu diskutieren. Er sprach laut und vernehmlich, mit Emphase und Autorität. Dabei regte er sich sehr auf und verausgabte sich völlig. Er sah dann immer ganz wutentbrannt aus und so, als müsse er mit seinem Wortschwall die imaginären Feinde zerschmettern. Oft spielte er auf einen linken Flügel von Pflegerschülern an, der neuerdings eingetroffen sei und der die C.G.T. von Vinatier im Kern unterwandere, den Entrismus[+] gegen sie praktiziere. Bei sich zu Hause berief er dann eine Versammlung ein, auf der Pierre Evrard und ich sie kennenlernen sollten. Der in Rede stehende linke Flügel aber glänzte durch Abwesenheit. Und so mußten wir für den Augenblick mit Cagnier vorlieb nehmen und mit den Lobeshymnen auf sein "Rennergestüt". Dort sind wir uns dann über die Grundlagen eines Aktionskomitees einig geworden. Um loszulegen brauchten wir noch ein geeignetes Streitroß. Das Projekt einer parallellaufenden Schulung, das Cagnier den Pflegerschülern zugedacht hatte, verwarf ich - eine Schulung, ob sie nun nebenher läuft oder nicht beinhaltet und festigt immer die Rangunterschiede -. Dafür schlug ich die Gründung eines Komitees für Arbeitstherapie vor. Es sollte sich für die Arbeit der Kranken interessieren und ihre Ausplünderung öffentlich aufzeigen.

Das Straßentheater starb seinen Tod in der Schönheit, die seiner würdig war. Am Ende des Stücks, das wir unter stürmischem Beifall in den Dörfern der südfranzösichen Winzer gespielt hatten, sah man einen Bauern sein Holzgewehr schwingen: *Duscas la victoria totjorn!* (Immer bis zum Sieg). Es war uns bei unserer Rückkehr nach Lyon aufgefallen, daß die meisten von uns nicht schießen konnten. Drei Monate lang sind wir jeden Tag erst um drei Uhr morgens nach endlosen Diskussionen grollend und ohne Ergebnis auseinandergegangen. Es ging darum, herauszufinden ob wir in einer Kommune leben, 10% unseres Gehalts oder unser ganzes Gehalt dafür abgeben sollten, oder ob wir nach Kuba gingen. Die meisten von uns verdienten das Nötigste zum Überleben als Gelegenheitsarbeiter und waren regelmäßig so erschöpft, daß sie morgens verschliefen. Bei einem von ihnen war ein Kind unterwegs. Nachdem die Kommunekasse, die eigentlich 10% unseres Gehalts hätte enthalten müssen leer geworden war, habe ich, müde und überdrüssig, wie ich war, die Zügel schießen lassen. Das war mehr, als ein Ausgleich dafür, täglich die Ohnmacht der ungehobelten und mörderischen Linken zu ertragen und meine Kollegen, die unaufhörlich bei jedem Essen die Sozialpsychiatrie über den grünen Klee lobten. Ich geriet umso mehr in Wut, als ich sie direkt für das Elend der anderen Genossen vom Theater verantwortlich machte, die nicht mehr still halten konnten, und die der Alltag vor körperlicher Ungeduld darüber zum Platzen brachte, daß sie die Revolution nicht in spürbarer Weise voranbringen konnten. Was mir von diesen anstrengenden Nächten blieb, war die Einsicht in die Notwendigkeit, die Revolution hier und jetzt zu machen, das heißt dort, wo ich wohnte und arbeitete.

"Zu Beginn, und bevor er nicht diese blühende

schizophrene Episode produzierte, hielt ich diesen Kerl noch für einen Propheten", sagte Bonnet nach dem Zwischenfall in aller Öffentlichkeit zu den Assistenten.

Für meine weitere Entwicklung wurde die Begegnung mit Bonnet bestimmend. Noch nie hatte ich mich an einer solchen Mauer krankheitsbeschreibender Dummheit wundgescheuert. Er konnte zwar Entlassungen auf den Pavillons verfügen, auf denen ich - ein Monat fehlte mir noch - seit einem Jahr Assistent war. Aber ich glaube, in den Disziplinarausschuß ist er noch nicht aufgestiegen. Er gab sich alle Mühe und versuchte, dem Personal seine universitären Herrschaftsgewohnheiten einzuimpfen. So auf der allwöchentlichen Visite, wo es den Bonnet gab und eine Gefolgschaft brummiger Pfleger, die sich schlecht in diese Maskerade schickten.

Jeder Kranke war einfach ein Ding im Pferch, und dies in aller Öffentlichkeit, und Bonnet hörte man als von einem hübschen schizophrenen Schub, einer Paranoia, einer Psychopathie über sie reden. Der Kranke hatte keine Ruhe, bevor Bonnet ihn nicht mit einem Etikett versehen hatte. Eines Tages hatte ich ihm den Fall eines Spielers vorgetragen, dem, als er alles verspielt hatte, eingefallen war sich umzubringen, und vorher noch eine Lebensversicherung abzuschließen.

"Ist er nun krank, oder nicht?"

"Ich weiß nicht, Herr Oberarzt, er liebt das Spiel."

"Wenn er nämlich krank ist, dann müssen wir ihn einsperren. Ist er aber nicht krank, dann muß er zur Arbeit."

Werde ich es schaffen, diese trostlose wissenschaftliche Charaktermaske zu beschreiben, die in aller Unschuld und immer ungestraft eine Katastrophe nach der andern produzierte?

Auf dem "Regain" war eine alte Kranke. Sie war eine Augenweide. Ganz im Gegensatz zu den üblichen "Chronischen" war sie für immer auf ihren einunddreißig (Jahren) stehen geblieben. Sie ging auf die Sechziger. Mit ihrem vollblütigen Gesicht, überschattet vom Hut-der-großen-Dame blickte sie gleichsam aus Turmeshöhe auf das ärztliche Personal, besonders aber auf die Ärzte selbst herab. Gefangene dieser Folterknechte seit vielen Jahren wußte sie ganz genau, daß ihr lieblicher Prinz sie eines Tages befreien würde, dann nämlich, wenn er den endgültigen Sieg über diese widerliche Erpressung davongetragen hätte, die der Klinikchef und seine Ärzte gegen ihn ausübten. Sie, und sie allein wußte sehr wohl, daß es nur mit dieser Erpressung zu tun haben konnte, wenn es immer mehr von diesem Gelichter gab, und daß es nur vom Geld ihres Prinzen kommen könne, und dank dieses Prinzen so gekommen war, daß man nicht mehr aus dem Napf zu essen brauchte, daß es Fernsehen gab und Vorhänge an den Fenstern.

Sie hatte mich immer von oben herab betrachtet, und erst lange Monate nach meiner Ankunft war ich auf einen besonderen Platz in ihrer Wertschätzung vorgedrungen: dies aber erst an dem Tag, an dem sie mich für würdig befunden hatte. Das war auf dem Pavillonfest gewesen und ich hatte gesungen: *Ja, das bringt die Runde in Schwung.* (Oui, mais ça branle dans la manche).

Bonnet kam einmal die Woche und man stellte ihm dann die alten Insassen vor. Ich habe ihm Frau X... gezeigt, mit der ich nichtsahnend in seiner Gegenwart gesprochen hatte. Man kann sich meine Bestürzung kaum vorstellen, als er vorschlug, ihr Spritzen mit 19 000 zu geben, einem Langzeit-Neuroleptikum zu *Versuchszwecken* und zur intramuskulären Injektion. Herr Bonnet wollte dessen Wirkung auf Frau X... kennenlernen. Zwei Spritzen pro Monat ins Hinterteil, und schon ist man gezwungen, richtig zu denken. Es nützte nichts, daß ich ihm sagte, er würde die Kranke töten. Es war eine Paranoia und sie mußte da heraus. Der Wahn brach zusammen. Frau X... war verzweifelt. Sie war jetzt nur noch eine arme Alte, einsam und allein in einem Asyl eingesperrt. Sie machte sich nicht mehr schön, und blieb nur noch im Bett. Nur mit Mühe konnten die Krankenschwestern sie dazu bewegen, wenigstens zum Essen aufzustehen.

Ich habe die Neuroleptika abgesetzt. Und ich war es auch, der ihr wieder von ihrem Geliebten sprach. Sehr genau kann ich mich noch daran erinnern, wie die Sperre wieder aufging. Sie blickte vor sich hin und Schwermut lastete auf ihrem ganzen Gesicht.

"Glauben Sie wirklich?", fragte sie und betrachtete mich aus den Augenwinkeln.

"Ja, aber wie sollte es denn sonst zugegangen sein, daß die Kranken jetzt Gedecke, Vorhänge und

TV haben...?"
Sie brauchte eine Woche, um sich zu erholen. Dann begab sie sich, in Erwartung des Tages, an dem ihr lieblicher Prinz käme, wieder auf ihre einunddreißig zurück.

"Sie machen da eine sehr gute Psychiatrie, aber es ist nicht dieselbe, wie meine", sagte mir Bonnet, als es dran war, den Kurs zu wechseln. "und was ich möchte ist, daß Sie zu mir nicht mehr zurückkommen."

Schon klar, so redest du nur, weil du froh bist, wenn ich weg bin, damit du deine Schweinereien still und ungestört machen kannst!

In seiner Eigenschaft als Mitglied der Forschungsgruppe Specia und noch mehr, weil er erst vor kurzem gekommen war, mußte er sich seinen Platz zwischen all den sauberen Herren zurechtschneidern. Und deshalb machte er seine Versuche mit Neuroleptika an allen Kranken. Glücklicherweise gab es das Feld der Wissenschaft. Und da konnte er jene falsche Ehrenhaftigkeit praktizieren, die auf diesem Feld geradezu schöpferisch ist. Ich erinnere mich noch gut an jenes Treffen der Mannschaft, auf das er, das Herz auf der Zunge, mit einem Fragebogen der Firma Specia für seine Versuche mit Neuroleptika kam. Was ich nicht glaube ist, daß andere Assistenten bei dieser Schmierenkomödie mitgeholfen haben, denn ihre Oberärzte hätten wenigstens noch soviel Schamgefühl gehabt und diese Zettel in aller Heimlichkeit auf dem Klo (Arztzimmer) ausgefüllt.

"Frau Soundso, die seit einem Monat unter dem Neuroleptikum Nummer soundso steht: Aggressivität - ist sie mehr oder weniger aggressiv? Gesellschaftsfähigkeit? Appetit? Ein Kreuz, zwei Kreuze oder drei Kreuze?"

Man schritt zur Wahl und hob die Hand. Dann folgte das Schauspiel der Krankenschwestern, die hilfesuchend auf die älteren blickten, damit sie auch die richtige Antwort gäben. Und mit diesem wissenschaftlichen Ernst wurden die Medikamente geprüft, die schon im folgenden Jahr ihren Weg in den Handel fanden.

Ich hatte mir ein ganzes System der Auflehnung zurechtgelegt. Offiziell war ich von der Arzneimittelfirma Soundso angestellt, um Dogmatil zu erforschen, ein Neuroleptikum, das schon im Handel war. Offiziell war ich immer damit beschäftigt, dieser oder jener Patientin Dogmatil zu verschreiben. In Wirklichkeit aber tat ich nichts dergleichen und die Kranke war vor mir sicher, wenn es darum ging, sie in ein Versuchskaninchen zu verwandeln. Bonnet hatte widerwillig unterschrieben. Ich hatte fünfzehnhundert Francs Vorschuß kassiert, und für die Mitteilung meiner Beobachtungen sollte es noch mehr geben. Es ist wie in den Räubergeschichten: ich schneide die Karte in zwei Hälften, die andere Hälfte bekommst du später. Sogar den Neid der Assistentenschaft, wo ich offen über diese Schwindeltransaktionen geredet hatte, hatte ich mir zugezogen, denn es war nicht meine Absicht, ihr auch nur ein Gramm Dogmatil hinzuzufügen. Das gab Klatsch. Man teilte mir pflichtgemäß mit, daß diese Untersuchungen geheim zu halten seien. Das hatten sie alle im Vorjahr auch gemacht. Sogar vom Vertreter erhielt ich wegen meiner Indiskretion einen Anschnauzer.

"Mein Herr, ich bin untröstlich, daß es auf Vinatier keine Ablenkung gibt, und es ist doch meine Absicht, wieder auf Ihren Pavillon zu kommen."

Eine Woche später haben sich die alten Krankenschwestern auf der Vollversammlung mit ihrer ganzen Mannschaft zum Angriff gerüstet. Das schlechte Vorbild war ansteckend.

"Sie nehmen sich alles heraus. Sie gehen mit den Kranken spazieren," etc.

Frau Jomain, eine alte kommunistische Gewerkschaftlerin von der alten Garde und nicht mehr weit vom Ruhestand, hätte sich nie in ihrem Leben Ähnliches auch nur vorstellen können: daß ihre Schwesternschaft sie vor dem Chef angreifen könnte! Regimewechsel. Sie hat daraufhin freiwillig länger gedient, um ihr Ansehen wieder zu befestigen. Hätte sie sich aber frühzeitig genug zurückgezogen, so wäre es vielleicht nicht zu Schanden geworden. Von diesem Tag an war für uns das sowjetische Zeitalter angebrochen. Die Krankenschwestern kamen, um allein mit mir zu sprechen, ins Büro und verschwanden, wenn eine alte auftauchte. "Ergreift zu viel Initiative", hat Geneviève im Stationsbuch über sich vermerkt gefunden. Sie kam oft, um sich bei mir über ihre Freundschaft mit einer gewissen Patientin auszusprechen.

Irene war achtzehn. Sie hatte nach einem sehr

bewegten Leben einen Suicidversuch mit Barbituraten+ gemacht, und war unter dem Vorwurf, ihren Geliebten mit Vitriol vergiftet zu haben von den Gerichten verfolgt worden. Ihr Gehirn war durch Sauerstoffmangel geschädigt worden, und es wäre besser gewesen, sie nicht wieder ins Leben zurückzuholen. Irene war in der Ukraine geboren, sie war blond und pausbäckig. Es gelang ihr nur mit großer Anstrengung zu sprechen, und das kostete sie dann eine fürchterliche Grimasse, unter der ihr der Speichel aus dem Mund floß. In der Regel fehlte ihr der Mut, mehr und anderes zu äußern, als Töne und Laute, die nachahmenden Charakter hatten.

"Geht es Ihnen gut?"

Folgte eine ganze Reihe von Grimassen, die mit einem mühsamen "Ja" endeten.

Schwester Geneviève war aufgefallen, daß all diese Störungen, die von dem aus dem Gleichgewicht geratenen Kleinhirn kamen direkt und eindeutig mit Stimmung und Allgemeinzustand von Irene zusammenhingen. Sie hatte mit Irene Freundschaft geschlossen. Die Begierde, in ihrer Nähe zu sein war so groß, daß es einen schon schmerzen konnte. Eines Tages war Irene einer andern Kranken in die Haare gefahren, weil diese es gewagt hatte, sie für eine Russin zu halten, wo sie doch Ukrainerin war. Ich hatte das Mißverständnis aufklären müssen, denn die andere Kranke wäre von selbst nie darauf gekommen zu verstehen, was denn nun eigentlich los gewesen war, wo sie doch Irene schlicht nur gefragt hatte, ob sie Russin sei. Geneviève projizierte auf Irene ihre Lust, sich umzubringen, und Irene kam voran. Irene lebte, stellvertretend für sie, das Leben, das Geneviève gehörte.

Man hat Geneviève auf einen andern Pavillon versetzt. Sie ist auf die Männerseite gekommen. Sie hat Bonnet gebeten, sie zu berechtigen, Irene zu besuchen. Irene ließ sich in den Gängen auf den Boden fallen. Bonnet hat abgelehnt.

Mehr konnte ich nicht tun. Mit einer Schwesternschülerin zusammen machte ich bei einer völlig regredierten Kranken feuchte Umschläge. Justine fand man immer ausgestreckt auf ihrem Bett liegend. Sie redete mit niemand. Die Schwesterschülerin brachte ihr jeden Tag das Essen. Sie war eine kleine Brünette, die lebhaft um sic'

blickte und dabei ein wenig naiv war. Sie hatte
es erreicht, etwas in Szene zu setzen: Wenn sie
Justine das Essen gebracht hatte, sagte sie beim
Hinausgehen:
"Du schließt dann die Tür, Justine."
Dieses Mädchen war von einer Art entwaffnender
Freundlichkeit.
Eines schönen Morgens hatten wir damit begonnen.
Mit einem Eimer lauwarmen Wassers und einem Tuch
waren wir angekommen. Die Schwesternschülerin
hatte in aller Einfalt gesagt: "Guten Morgen,
Justine. Wir werden Dich jetzt ausziehen und
legen, Vorsicht, das Tuch zurecht. Du spürst
Deinen Körper und ich sage Dir, wie das alles
heißt. Jetzt fasse ich Deine rechte Schulter an,
merkst Du's Justine? Jetzt gehe ich an Deinem Arm
entlang nach abwärts und berühre Deine rechte
Hand mit meiner rechten Hand".
Beim zweiten Mal, als wir kamen, und die
Schwester sie fragte, ob sie eine feuchte Packung
wolle, hat Justine mit dem Kopf genickt, dann
durfte man sie Justine nennen und schließlich ist
sie zum Essen in den Speisesaal hinabgegangen.

"Herr Hof, es gibt keinen Grund dafür, daß Sie
den einen Schülern etwas beibringen, den andern
nicht. Sie arbeiten immer mit den Schülern. Ganz
sicher gibt es Krankenschwestern, die ebenfalls
die Technik der feuchten Umschläge lernen möchten.
So beispielsweise Frl. Poitrasson."
"Oh ja, aber gewiß doch, Madame."
Diese Besessene kannte ich schon sehr lange.
Sie war eine große Stute von Mädchen mit einem
losen Mundwerk. Was ihre guten Absichten und Ideen
betrifft, handelte es sich vor dem Chef und mir
nur um schöne Augen und wohlgeformte Beine. Und
kaum hatten wir uns umgedreht, dann ließ sie
jeden nach ihrer Peitsche tanzen, und dies in
einer Weise, die mit den Gepflogenheiten institutioneller Psychotherapie wenig zu tun hatte.
Sie war in der G.E.R.I.P., und zwar als glühende
Verfechterin der Krankenschwesternbewegung.
"Oh ja, Madame" sagte Frl. Poitrasson und
war mit ihren Gedanken ganz woanders.
Und ich selbst war Zeuge der entsetzlichen
Darbietung von Frl. Poitrasson gewesen, als sie
voller Abscheu eine vom Grauen gepackte, junge

Schizophrene schubste.
 Besagte Schwesternschülerin - man hatte ihr unterstellt, sie sei doch etwas zu unterbelichtet - hatte eine schlechte Note erhalten. Ich erinnere mich noch immer an Chef und Chefin, wie sie dieses angeborene Syndrom diskutierten "das Syndrom von ich weiß nicht nach wem (benannt)", sagte Herr Bonnet mit der für ihn bezeichnenden Kopfhaltung. "Sie wissen schon, Madame Jomain." Sie kam dahin, wo Bonnet seinen Müllhaufen hatte, in jenes Rosengärtchen, in das man die "unheilbaren" Kranken und Krankenschwestern steckt. Justine ist wieder darauf verfallen, sich schlafen zu legen. Mir wollte es nicht mehr gelingen, morgens aufzustehen. Um den Bullen die Arbeit zu schaffen, wollte ich morgens nicht mehr aufstehen.
 Bonnet steckte alle Kranken, wie sie kamen, in Schlafanzüge. Soviel zur Geschichte ihrer Verwahrung. Einer, den ich kennenlernte, zog mich ins Vertrauen. Bonnet hatte ihn pflichtschuldigst und diensteifrig im Schlafanzug gehalten, MIT SEINER ZUSTIMMUNG. Das hat mir eine epileptische Krise an den Hals gehext - schlecht aufgelöster ödipaler Komplex.
 Eine alte Krankenschwester war in der Psychiatrischen Klinik als Patientin untergebracht worden. Ihr war erlaubt worden, sich bei den für sie Verantwortlichen Rat wegen der etwaigen Wiederaufnahme ihrer Arbeit zu holen. Ich als Einziger sagte, daß, wenn wir uns im Blick auf die berühmte Geisteskrankheit wie ein gewöhnlicher Unternehmer verhielten, wir mit der ganzen Psychiatrie einpacken könnten. Und ich sah Bonnet und Frau Jomain in großer Verlegenheit besagter Krankenschwester erklären, daß bei ihr, gestört wie sie nun einmal sei, nur ein Berufswechsel als Mittel in Frage komme. Und so sah ich auch, wie die beiden ihre verruchte Hilfsbereitschaft praktizierten, das heißt, alles in allem: ihre tägliche Arbeit. Ordnung mußte sein, und für Ordnung war gesorgt. Die Ordnung, der ihr Opfer zustimmte.
 Gewiß habe ich hier nur von extremen Fällen gesprochen. Doch könnte ich auch erzählen, wie man die Leute in den langsamen Tod treibt. Dies in allen Einzelheiten, wie sie der Alltag mit sich bringt.
 Das Traurigste für einen Psychiater ist, daß

er auch bei denkbar bestem Willen für die Gesellschaft nie mehr sein kann, als eben dieser sprachlose Ausdruck des Trennens zwischen Verstand und Verrücktheit. Soll ich über die Masse der Vorkehrungen berichten, die nötig sind, eine sechzehnjährige Ausreißerin wieder in ihrer Familie unterzubringen, in ihrer Familie, die sie nicht haben will und noch nie haben wollte, und das Äußerste zu tun, um die Behauptung wagen zu können, es bestehe eine wie auch immer geartete Aussicht, das nie wieder gut zu machende Verbrechen nicht begangen zu haben: daß das Mädchen verrückt wird, weil man sie für eine Verrückte gehalten hat?

Im Jahr vor meiner Ankunft in Vinatier hatten alle Assistenten Gelder aus den Laboratorien der Firma Squibb erhalten, um Versuche mit einer Wunderdroge - aus der Familie der Neuroleptika - zu machen, die seither unter dem Namen Motiden im Handel ist. Das Motiden wurde, solange sie in Mode war, die Antipsychiatrische Droge schlechthin, denn ihr Anwendungsbereich war so groß, daß sie in der Lage schien, die Psychiater überflüssig zu machen.
Was die Chefärzte betrifft, so sind sie ausnahmslos Mitglieder im Komitee der Forschungslaboratorien von Specia (Arzneimittelsektion Rhône-Poulenc). Specia schmiert sie mit Forschungsgeldern, die, ihrer ursprünglichen Bestimmung nach, zur Verbesserung der Lebensbedingungen von Kranken dienen sollen. In Wirklichkeit ist davon nie die Rede, und die Ärzte stecken sie umstandslos in die eigene Tasche (Reingewinn, steuerfrei). Ihr Geschäft besteht darin, an den Kranken auf ihrer Abteilung intramuskulär zu spritzende Neuroleptika mit Langzeitwirkung auszuprobieren, die in der Klinikapotheke stapelweise vorrätig unter einer Decknummer gelagert sind (19 000 oder so) und deren Wirkung der blanke Terror ist.
Übergehen wir schnell die lange Liste peinlicher Nebenwirkungen (Mundtrockenheit, kalter Schweiß, Angewiesensein auf synthetische Mittel gegen Schüttellähmung). Diese Nebenwirkungen sind zwar alles andere als Nebensache, als die sie von den Ärzten ihrerseits genau so schnell abgetan werden. Hier soll nämlich nur von solchen Wirkungen

die Rede sein, die bereits erforscht sind. Diese
Neuroleptika werden nach außen hin als Mittel
gegen den Wahn ausgegeben. Der Sache nach verwandeln sie aber Menschen schlicht und einfach in
Roboter:
- Bremsung der Gedankenbildung
- Abtötung der Gefühle, in Verbindung mit, um
  es genau zu sagen, PASSIVER UNTERWERFUNG und
  GEHORSAM GEGENÜBER DEN ANORDNUNGEN DER UMWELT;
- Verlust des sexuellen Interesses, Impotenz
  beim Mann; Frigidität, Aussetzen der Regel
  bei der Frau; Verlust der Orgasmusfähigkeit
  in jedem Fall;
- Fettsucht;
- Augen, wie ein toter Fisch.

Tementil
*Eigenschaften: Medikament, das, wie das Largactil,
das Phenergan und das Nozinan zur Gruppe der Aminoderivate des Phenothiazins[+] gehört.*
   *Indikationen: Psychosen, psychomotorische Erregungszustände. Depressive Zustände. Wahneinbrüche. Schizophrenie. Chronische, wahnhafte
Psychosen. Geisteskrankheiten mit neurotischem
Einschlag. Erzeugnisse von Vidal. (Das Tementil
in Tablettenform ist seit langem im Handel.)*

   Hiernach wird auch klar, wie es zu der gesteigerten Nachfrage nach neuroleptischen Artikeln
zur intramuskulären Injektion mit Langzeitwirkung
kommt, und warum die Tablettenform, oder auch die
täglich zu spritzende intramuskuläre Ware weniger
gefragt sind: gewisse Opfer könnten sich der Behandlung entziehen BEVOR ES ZU SPÄT IST, dann
nämlich, wenn sie die Erfahrung gemacht haben,
und zwar rein körperlich, daß diese nicht auszuhaltende innerliche Bremsung die helle Nacht der
Angst ist, und dies schon während der ersten
Tage. Dank der Form mit der Langzeitwirkung
REICHT EINE EINZIGE EINSPRITZUNG, UM DEN MENSCHEN
VIERZEHN TAGE LANG IN EINEN AUTOMATEN ZU VERWANDELN. Fängt man also früh genug mit der Langzeitbehandlung an, dann fehlt dem Patienten der Wille,
den er nötig hätte, wollte er sich der zweiten
Injektion widersetzen.
   Die Fachärzte des ratenweisen Todes benügen
sich nicht mit der ideologischen Waffe der in
Worte gefaßten Psychiatrie. Dank ihres mit fetten

Schmiergeldern bezahlten Komplizentums, verwirklicht das System generalstabsmäßig seine heimtückische Differentialeuthanasie, die alles, was man von den Konzentrationslagern her kennt, überholt und belanglos erscheinen läßt.
Dieses System verwandelt mit Chemie Menschen in Maschinen, in Menschenhülsen, in resigniertes Verpackungsmaterial, dem es auf diese Weise auch noch die allerletzte Substanz entzieht.
Es hat sich überall herumgesprochen, daß die Behandlung mit Neuroleptika auf die Länge beste Aussicht hat, die Achse Zwischenhirn-Hirnanhangsdrüse zu unterbrechen, das heißt die Bahn, die das Nervensystem mit jenem System verbindet, von dem aus der Hormonhaushalt des ganzen Körpers gesteuert wird (und dies erklärt bestens, warum es zu dieser Fettleibigkeit kommt und zu dieser allgemeinen Senkung der Tatkraft). Aber man hütet sich wohl, die Giftigkeit des Erzeugnisses labortechnisch zu überprüfen: nicht einmal die im Urin ausgeschiedenen Kortikosteroide[+] werden gemessen (wobei es sich um eine ganz einfach durchzuführende Untersuchung der Nebennierenaktivität handelt, eine Untersuchung, die Aufschluß über den Zustand der Achse Zwischenhirn-Hirnanhangsdrüse geben könnte). Das Erzeugnis kommt schleunigst in den Handel, und sein guter Kundenkreis ist von vornherein sicher.
Was dieses völlige Fehlen wissenschaftlicher Seriosität noch erschwert, ist die serienmäßige Herstellung von Nachfolgeprodukten fürs Menschenexperiment, Serienprodukte, die sich höchstens in unwesentlichen Nebensächlichkeiten voneinander unterscheiden. Das eine jagt das andere. Niemand und nichts könnte eine verbindliche Aussage darüber treffen, ob das neue und das ihm vorausgehende, sich überhaupt voneinander unterscheiden.
Auf den Abteilungen schlägt sich das allenfalls in einer unterschiedlichen Nummerierung im Verordnungsbuch nieder: gleiche Zeiten, gleiche Spritzen. Gleichermaßen stumpfsinnig sind auch die Patienten. Welches Interesse hinter all diesen 19 000 steht, und wie sie mit den schon vermarkteten Neuroleptika zusammenhängen, das fragt man sich: dabei aber sind sie alle, und jedes für sich genommen, rundherum mörderisch.

Man ahnt, daß all dies durch den Konkurrenzkampf
der Arzneimittelkonzerne noch verworrener wird:
Specia bringt ihre Erzeugnisse unter dem Deckmantel Forschung unter, und dies auf Kosten
ihrer Konkurrenten (Squibb und das Motiden).
Die Patienten in den Kliniken, die auch so
schon schlimmstens unterdrückt werden, und sei
es auch nur kraft der Muskeln ihrer Pfleger
oder durch die gewöhnlichen Drogen, werden kaltblütig in das Experiment gegen den Menschen eingespannt. Ihren stillen Wahn, der keinem Menschen
schadet, unterdrückt man mit den verschiedensten
Giften. Dies in der Absicht, schon im nächsten
Jahr die Sozialfälle in ihrer eigenen Wohnung
noch besser in den Bullengriff zu bekommen.

Mit eigenen Augen habe ich psychiatrische
Krankenschwestern vom Sektor Villeurbanne gesehen, wie sie mit ihrem Arsch herumwackelten,
buchstäblich zwecks Aufgeilung, um mit dem
Patienten in seiner Wohnung ans Ziel zu kommen,
ans Ziel, ihm die Zweimonatsdosis Abschlaffung in
die Arschbacken zu spritzen.

Das Neuroleptikum ist die Medizin, in dem
diese Medizin überhaupt mit Händen zu greifende,
sinnlich konkrete Gestalt angenommen hat, indem
sie nicht dazu da ist, zu heilen (dies würde sie
ja dazu verdammen, zu verschwinden, dadurch, daß
sie sich selbst überflüssig macht), sondern ausschließlich dazu, die Krankheit aufrecht zu erhalten. Und das allein ist der Beitrag der Medizin
zur Krankheit, ein Beitrag in dem Medizin wie
Krankheit als Voraussetzung und Resultat des Kapitalismus vereint sind.

Das Neuroleptikum ist die Vollendung der Untertanengesellschaft als Chemie, die chronisch wirkende Langzeitergänzung zur mehr akut wirkenden Napalmbombe und zur bakteriologischen Kriegsführung,
beider Äquivalent nämlich. Und unsere liberale
Gesellschaft genehmigt uns diesen Lückenbüßer
für Napalm und Bakterien. Weil sie ihn braucht:
Das Neuroleptikum ist auf therapeutischem Sektor
die Verwirklichung der selbstzerstörerischen
Tendenz des Kapitalismus, der unfähig geworden
ist, die Ware Arbeitskraft, die er erzeugt, auch
nur am Leben zu halten.

Wer unter Neuroleptika steht, verkörpert den
Kleinbürger so, wie er sich sonst nur im Angsttraum begegnet. Er führt uns das Bürgertum im

Kapitalismus vor Augen, wenn es vor dem Fernseher sitzt, wie ein Neuroleptizierter in seiner chemischen Zwangsjacke.

Das Neuroleptikum ist der moderne technische Trick der Fachärzte für ratenweisen Tod, mit dem sie ihrer Diagnostik zum Durchbruch verhelfen, die nichts weiter ist, als die zu ihnen passende Ideologie. Im gleichen Maß nämlich, wie das Über-Ich, dieser Behälter aller Verbote, die wir verinnerlicht haben, als logische Folge des Zusammenbruchs aller Werte der bürgerlichen Moral seine ganzen Inhalte verliert und sich ins abstrakte Nichts auflöst, wird eben dieses Über-Ich der bürgerlichen Ideologie durch ein künstliches, serienmäßig fabriziertes, kurz, durch ein synthetisches Über-Ich ersetzt. Und dies Über-Ich zeichnet sich vor dem vormaligen dadurch aus, daß es tief in die Arschbacken gespritzt wird. Das Neuroleptikum ist der Lebensrettungsdienst der Schizophrenie.

4. Kapitel

Schon vor Gründung der Kommission für Arbeitstherapie waren einige keimhafte Versuche unternommen worden, über die üblicherweise und routinemäßig erhobenen Forderungen hinaus zu kommen.

Beim Mittagessen im Wohnheim hatte ich erfahren, daß die Ausgangserlaubnis der Kranken aufgehoben werden müßte, wenn Pompidou durch Lyon käme. Dies sollte in drei Tagen sein. Das hat mich wirklich gewundert. Einige Assistenten machten sich die Mühe, mir ein Licht aufzusetzen. Sie erklärten mir, es handele sich dabei um einen altehrwürdigen Brauch, und dieser sei symptomatisch dafür, daß die für unsere Gesellschaft gültige Gleichung verrückt = unzurechnungsfähig = gemeingefährlich (und folglich auch eine Gefahr für die herrschende Politik), daß diese Gleichung überlebt habe. Und es komme auch von nichts anderem, als von eben dieser Regelung, daß in der Sainte-Anne-Klinik in Paris, wo ja bekannt war, in welcher Häufigkeit die Staatschefs die Hauptstadt durchqueren müßten, den Kranken etwa alle drei Tage die Ausgangserlaubnis gestrichen wurde. Mir schien es, daß eine solche Regelung, weit davon entfernt, sich auf eine tatsächliche Gefahr zu beziehen, vielmehr darauf angelegt war, eine *de facto* - Demonstration des Gegenteils zu sein, das sich dem Denken in nachgeradezu verderblicher Weise aufdrängte: "Schon recht, wenn man verrückt ist, denn nur dann kommt man auf den Gedanken, den Präsidenten der Republik, Symbol von Staat und Nation kalt zu machen". Ich rief die Assistentenschaft zusammen, und nach zwei Stunden war es mir gelungen, ich weiß nicht mehr genau wie, sie zu überzeugen, an besagtem Tag zu streiken, um so ihren Protest gegen die Verächtlichmachung "ihrer" Patienten durch diese vorsintflutliche Regelung zum Ausdruck zu bringen (es war mir nichts anderes übrig geblieben, als die Assistentenschaft in die Falle zu locken, die sie sich mit ihren Erläuterungen selber gestellt hatte).

Eine Art unheilbarer Naivität wird wohl der Grund dafür sein, daß ich mich noch immer über den Abgrund wundere, der zwischen dem dauernden bekennerhaften Gerede der Assistenten und der Zähklebrigkeit ihres Schamgefühls klafft, ihre

*eigene Theorie in die Praxis umzusetzen. Sie
leiden an der sozusagen psychoanalytischen Antipsychopathie.*

*Zweifellos meine eigene Berufung zum Therapeuten (und wohl noch zweifelloser das für mein
Überleben lebenswichtige Bedürfnis, ihnen auf
<u>keinen</u> Fall zu gleichen) war es, die mich jedesmal dazu bewog, mich mit Engelsgeduld zu wappnen,
um besagten Widerstand aufzulösen. Indessen wurden sie nie müde, und besonders der Mittagstisch
konnte da so lange dauern, wie er wollte, allem,
was an Pflegepersonal erreichbar war, die letzten
Schauermärchen institutioneller Unterdrückung zu
berichten, um sie vom Gipfel ihres Elfenbeinturms
herab mit aristokratischer Entrüstung zu verdammen. Und dabei blickten sie sehr verständnisvoll
drein. Die immer gleiche Wiederholung gleichartiger Informationen im geschlossenen Kreis der
geschlossenen Gesellschaft mündete in eine Art
inflationärer Entwertung aus, in eine recht ungesunde Vergiftung des Denkens. Und diese war verantwortlich dafür zu machen, daß man sich dauernd
übermäßig aufregte. Frl. Falconnet, die ewig radikale Skandaltante, schürte diese Erregung, denn
sie machte es ihr möglich, ihrer Hysterie ein
wenig die Luft abzulassen. Herr und Frau Gillet
hingegen (ich glaube, sie waren bei der P.S.U.+),
die sowohl als Dekane, wie als Papa und Mamma
dieses Privatclubs galten, trugen im Allgemeinen zur Mäßigung bei, indem sie die Debatte
auf die Ebene einer mehr verallgemeinernden
Sicht der Zusammenhänge hoben. Den Beschluß
bildete dabei ein lahmer Streit zwischen denen,
die mit den englischen oder italienischen
Richtungen der Antipsychiatrie sympathisierten.
Und während all dem tauschten andere, mehr hinter
vorgehaltener Hand, ihre Neuigkeiten über die
Schiebergeschäfte ihrer Bosse aus.*

*Sobald sich das Ganze der Frage zuwandte, was
nun zu tun sei, radikalisierte die Falconnet die
Debatte im folgenden Sinn: "Wozu soll denn das
gut sein, wo es sich doch darum handelt, die
Außenwelt zu verändern...?", während Herr und
Frau Gillet eher Argumente folgender Art in die
Debatte warfen: "Man hätte sich schon längst
darum kümmern sollen". Wurde es einmal ernst,
und war eine Art Unschlüssigkeit ausgebrochen,
dann verlautbarte Dubuis seinen Vorschlag, dem*

Direktor eine Petition zum Grundsätzlichen in sein Büro zu legen.

Schon am nächsten Morgen war der Streik gegenstandslos geworden: Die U.N.A.F.A.M. (Verein der Familienmitglieder von Geisteskranken) hatte einen Prozeß gegen die Behörden angestrengt und schon ein Jahr zuvor gewonnen und damit erreicht, daß diese Regelung abgeschafft wurde. Im Anschluß an unsere Vorermittlungen war das Gerücht aufgekommen, der Direktor habe sich sehr behutsam darauf beschränkt, über Telefon und mündlich "Klugheit" anzuempfehlen, Empfehlungen, die sich im Abstieg bis zu den unteren Stufen der Hierarchie in die nicht wörtlich formulierte Entscheidung - "keine Erlaubnis" - verwandelt hatten. Dies dank dem Eifer der niederen Dienstgrade. Die Sprachregelung Streik hatte ins Wespennest gestochen. Fast andächtig legten sich die Assistenten *im Nachhinein* Rechenschaft darüber ab, daß sie einen sehr bedeutsamen Sonderfall davon zu Tage gefördert hätten, wie so ein institutioneller Mechanismus, Verbote zu verinnerlichen, funktioniert. Die Falconnet kam darauf nicht mehr zurück. Sie, deren Vorschlag es gewesen war, die Patienten heimlich in ihrem 2 CV herausfahren zu lassen, und sich vor die Pförtnerin zu stellen, damit diese ihn beim Vorbeifahren nicht sehen könne, hatte nicht einmal dieses drollige Stück Schmierentheater zuwege gebracht, mit dem sie eine Regelung übertreten wollte, die gar nicht existierte.

Erster Auftritt des Arbeitskreises Arbeitstherapie. Jede Woche kamen etwa zwanzig Leute zur Versammlung ins *Chez Venus*, das Café gegenüber. Die Gespräche hatten informellen Charakter und gingen durcheinander. Bier, nebulöse Vorschläge, Warenfetischismus, Eintags-Besuche von Pflegepersonen. Keine Patienten. Aber dessenungeachtet war es eben dort, wo man erfuhr, daß die Einrichtung des Fernsehens auf der und der Abteilung aus der Kasse für Arbeitstherapie finanziert worden war. So war auch die Renovierung dieses und jenes Pavillons' bezahlt worden. Man erfuhr auch, daß Jaquelin, unser Direktor, sich in seiner Privatvilla ein Schwimmbad hatte bauen

lassen. Und zwar von Patienten. Ein Wagen fuhr
sie morgens hin und holte sie abends ab. Und
für gute Dienste gab es mittags eine Kleinigkeit
zu essen.
   Dieser kleine Brennpunkt der Agitation wurde
von Anfang an für die Klinik unerwartet wichtig.
   Kurze Zeit vorher hatte ich auf der 15-für-
Männer eine Informationsversammlung zusammenge-
trommelt. Anlaß war ein Streik der in der C.G.T.
organisierten Pfleger gewesen. Diese hatten ihre
Forderungen vorgetragen, die keinen überzeugt
hatten. Danach hatte sich schweigende Stille
breit gemacht. Zuvor hatte ein Patient seinen
Vortrag mit dem Vorschlag abgeschlossen, daß
sich auch die Patienten an dem Streik beteiligen
würden, um so die gerechten Forderungen der
Pfleger zu unterstützen. Kein einziger hatte
über seine eigenen Arbeitsbedingungen etwas gesagt.
   "Sie dürfen keine solchen Versammlungen
machen. Das stört den Frieden unserer Patienten",
hatte Frau Margottin zu mir gesagt. Und sie arbeitete als Beschäftigungstherapeutin auf dem
Pavillon.
   Schon die schlichte Tatsache, von "Patienten-
ausbeutung" zu sprechen, war völlig ungewöhnlich.
Das überstieg schon bei vielen das Fassungsver-
mögen. Wie wäre es auch möglich gewesen, daß die
Kranken, die zwar nicht entlohnt, aber immerhin
belohnt wurden, denen man doch nur aus Barmherzig-
keit Arbeit gab, "ausgebeutet" werden könnten?
Der Arbeitskreis Arbeitstherapie trug mir ein
langes, ungemütliches Telefongespräch mit dem
Direktor ein.
   Inzwischen hatten wir begriffen, daß die Arbeit
auf allen Gebieten, von der Schreinerei bis zum
Küchendienst, und nach der Lehre auch die Bau-
arbeiten usw. auf den Schultern der Kranken
ruhte, und daß ein Streik der Kranken glatt und
sauber die ganze Klinik lahmlegen würde. Als
schließlich noch die Pflegerschüler auftauchten,
aus denen Cagnier seine Streitmacht zusammen-
stellen wollte, wehte ein anderer Wind. Es gab
nun schon mehrere, die sich unverkrampft und laut-
hals fragten, was denn das überhaupt sei, Geisteskrankheit, und mit welchem Grund wir und Andere
es uns herausnähmen, sie guten Gewissens zu
heilen, und dies noch unerschütterlicher, als

unverschämt, wie es das System befiehlt. An all
dem war wenig Originelles, sieht man einmal davon
ab, daß wir nur laut sagten, was viele ganz
leise dachten, mit Ausnahme der Assistentenschaft,
dieses Intellektuellenclubs, der gänzlich
damit ausgelastet war, sich in seinem
Trübsinn selbst zu verdauen, und jedem Beobachter
nur als Schauspiel der Ohnmacht dienen konnte,
einer Ohnmacht, die sich mit metaphysischen
Mißstandsmiseren herumschlug, und damit nur
das auf den Kopf gestellte Beispiel für ein
muskelstrotzendes, angeblich gesundes Volksempfinden
bot, ein Volksempfinden, das bis zum
Überfluß seine Nahrung aus der gesunden Griesgramgewerkschaft
C.G.T. zog, die nie anders,
als so vom "Wohle unserer Kranken" sprach,
daß man den Eindruck hatte, es handele sich dabei
um ein ihnen von der Vorsehung gewiesenes
Ziel ihrer eigensten, grundsätzlichsten Forderungen.
Auch sie (die Pflegeschüler) waren da,
ohne so recht zu wissen, warum eigentlich, es sei
denn deshalb, weil sie nicht in die Fabrik hatten
gehen wollen, und weil Stellen selten sind, auf
denen man gleichzeitig eine Lehre machen kann,
und auch noch dafür bezahlt wird. Neu, wie sie
waren, genehmigten sie sich einen kritischen
Blick auf die Klinik, die ihnen zumindest etwas
befremdlich erschien. Für die neue Bewegung unter
den Pflegerschülern waren sie hinreichend repräsentativ.
Denn auch bei ihnen waren kritische
Einstellung und Selbstherrlichkeit schon im
ersten Jahr fürchterlich aufeinandergeprallt,
furchtbar für die Art der Ausbildung, die die
Klinikbehörden ihnen aufzwingen wollten, eine
Ausbildung nach ihrem Bild, dessen wenig rühmliche
Charakteristiken rückständigsten Positivismus sie
sehr schnell heraus hatten. Sie hielten auf dem
Niveau ihrer Lehrgänge Agitation und Unzufriedenheit
dauernd am Schwelen. Sie hatten den Mut,
ihre Klassenlehrerin aus dem Häuschen zu bringen,
ohne eigentlich mehr zu tun, als ihr Fragen zu
stellen.

   Wir haben uns dann ein halbdutzend Mal in
einer abgelegeneren Kneipe getroffen. Sie waren,
komisch genug, in der C.G.T. und versuchten,
etwas zu kapieren. Wir ergänzten uns gut, weil wir,
alle zusammengenommen, über einen unfangreichen
Bestand an ins Einzelne gehenden Informationen

verfügten. Getrennt haben wir uns unter dem Vorhaben, gemeinsam die beiden verschiedenen Bereiche, denen wir angehörten, zu überwinden. Radio Vinatier hatte Antennen, die viel weiter über die äußeren Wallmauern reichten, als wir vermutet hatten: Dank der Klatschsucht des Kneipenwirts bekam der Kasten Wind von der Verschwörung. Dieser Zwischenfall veranlaßte uns, die Treffen an öffentlich zugänglichen Orten aufzugeben und uns bei Essen und Trinken umschichtig beim einen oder andern zu versammeln. Dadurch gewann unser Arbeitskreis an Ansehen. Man wußte nun nicht mehr wo und wann er sich versammelte, noch welche Art schwarzer Messe er veranstaltete, noch welches chaotische Projekt er ausbrütete. Die Jungen, die sich von Pavillon zu Pavillon während der Dienstzeit besuchten, was schon für sich allein genommen nicht nach Art des Hauses war, wurden unverzüglich als verdächtig registriert. Das verlogene gute Gewissen der Arbeitstherapeuten war erschüttert worden. Es ist schon eigenartig, wie die meisten von ihnen sich ganz massiv mit ihrer Funktion gleichsetzen, und, Verfolgungswahnsinnigen gleich, ihre Ohren gegen jede Spur einer politischen Analyse ihrer Tätigkeit auf Durchzug stellen. Wir waren die Verschwörer.

   Von hier ab wird das zeitliche Nacheinander der Geschichte Glückssache. Schon als ich noch Heranwachsender war, hatte ich die Erfahrung gemacht, daß die gelebte Zeit eine höchst subjektive Sache ist. Damals beugte ich mich, wenn ich gerade einmal wieder ausgerissen war, oft stundenlang unverwandt über die Ufer der Saone. Ich war Gottvater Ewig, der sich das Schauspiel betrachtet, wie sich die Welt des Lebens über die Jahrhunderte hinweg gebildet hat, und dabei nach Pflanzenart von der ins wässrige Element ihrer Eingeweide getauchten Zeit in Wellenbewegungen von Algenschweifen im Flußbett rhythmisch unterteilt wird: in einem willkürlich gewählten Quadrat mit zehn Zentimetern Seitenlänge. Und nun fordere ich den Leser auf, sich genauso über ein Quadrat von zwei Kilometern Seitenlänge zu beugen. Er wird sich dann endgültig davon überzeugen, daß die äußere Wallmauer nichts weiter ist, als eine Illusion, und ebenso substanzlos, wie die Willkür des herrschenden Systems, wie die

zeitliche Abfolge der Ereignisse, wenn's möglich
ist, sie in ihrem ganzen Umfang zu fassen; daß
diese Wallmauer weiter nichts ist, als eine
prophetische Erfahrung im Laboratorium einer
Mikrogesellschaft, verglichen mit dem, was sich
im planetarischen Bereich vorbereitet. Und in
Wirklichkeit ist die Wallmauer weiter nichts, als
ein Trugbild in Alices Wunderspiegel, denn psychiatrische Verrücktheit und gesellschaftliche Verrücktheit sind weiter nichts, als die beiden
seitenverkehrten Bilder der gleichen Wirklichkeit, die Unterdrückung ist, und dies an allen
Ecken und Enden; in dem Maß, wie sich die nicht
mehr zu steuernde Unzufriedenheit fortpflanzt,
bewegt sich der alte Maulwurf von Mal zu Mal
weniger geradlinig von der Stelle: er gräbt
Stollen unter die ganze Untertanenpyramide, quer
durch verquere ideologische Trennwände, wie
diese Mauer, hindurch, und wird zur Stunde S überall gleichzeitig auftauchen. Die Geschichte will
diagonal gelesen sein, zwischen den Zeilen der
Gewalt in Tatsachen und Gesten des Alltags,
einer Gewalt, die alltäglich die Wirklichkeit
der Unterdrückung zu Sieg wie Niederlage führt,
und deren fixe Idee, die Ordnung in aller Ruhe
aufrecht erhalten zu können, nichts weiter ist,
als Trugbild. Aktion und Reaktion bilden sich,
eine nach der andern an vielen Orten gleichzeitig.

Im Zusammenhang mit der Assistententätigkeit:
L.S.D.-Erfahrungen, Infragestellen der überlieferten sexuellen Verhaltensweisen. All dies getragen von einem einzigen, in sich geschlossenen
Entwurf; kollektive und endgültige Negation der
Psychiaterfunktion, deren Rollen sabotiert wurden, und zwar in jedem Bereich. Dazu Gebäudebe-
setzungen und offene Erklärung all dessen, was
vorging. Die Galgenvögel waren nicht mehr auf
der Höhe. Sie haben an ihrem eigenen Grab ge-
schaufelt, und ihre irren Abenteuer in die ver-
modert stinkenden Zementboxen ihres kleinkarierten bougeoisen Einerlei gesperrt. Ihnen ist
von keiner Seite mehr zu helfen.

Ansonsten hatte sich der Arbeitskreis
Arbeitstherapie in eine lebendige Gruppe verwandelt, in der das, was strittig war, nach Ausdruck und Einheitlichkeit suchte. Wir wissen es
nicht mehr, was wir da in uns schürten. Fest
steht aber, daß an diesen langen Abenden oft die

Arbeitstherapie zur Debatte stand. Ein Thema
unter vielen. Zumindest bruchstückhaft war aber
auch von der Unterdrückungsfunktion der Familie
die Rede, von der Verrücktheit, die ganz woanders war, als dort, wo man sie für gewöhnlich
vermutete, und es war davon die Rede, wie man
Sand ins Getriebe streuen könnte. Wir hatten
praktische Beispiele der Unterdrückung im Alltag,
die uns in allen Ecken der Klinik begegneten.
Die Pfleger stellten fest, daß sie genauso kontrolliert wurden, wie die Kranken, und daß ihre
Bewegungsfreiheit gleich Null war. Denn es war
unübersehbar, daß die Behörden schon von vornherein, in Form der Benotung eines jeden, die
Weichen gestellt hatten. Sie entlarvten ihre
Lehrzeit misthaufenweise als Heuchelei, vollgestopft mit Konkurrenzmechanismen und Verräterei, und was über diesem Bruchstrich noch zählte,
war einzig das Mißtrauen, wie es nicht zwangsläufiger aus Konkurrenzangst und Angst, verraten zu werden, hätte folgen können. Die behördlichen Eintragungen gaben sogar, und dies
schwarz auf weiß, Auskunft über das äußere Erscheinungsbild (Farbe der Fingernägel und
Länge der Haare).

"Ergreift zu viel Initiative", wird man über
eine Krankenschwester schreiben (vgl. den Abschnitt über Bonnet). "Das äußere Erscheinungsbild entspricht demjenigen eines Fantasten"
wird man über einen andern in den Behördenakten
festhalten. Ihr persönlicher Fall war nichts
weiter, als ein Kettenglied in der Zwangsjacke
Bürokratie, und all dies zielte, mitten durch sie
hindurch, auf nichts anderes ab, als darauf, zu
garantieren, daß ein Lebenkönnen der entwurzelten Patienten ausgeschlossen war.

Die behördlichen Zensuren entpuppten sich als
das, was an nackter Wirklichkeit auf den Pavillons einzig zählte. Sie waren bestens geeignet,
auch noch die letzten Täuschungen und Illusionen,
die durch Anstrengungen, die Institution zu verändern und durch die Liberalität der Ärzte hätten
genährt werden können, in der Luft zu zerreißen.
Zeigte sich doch, daß diese Liberalität und jene
Anstrengungen einzig dazu bestimmt waren, die
nackte Unterdrückung zu tarnen. Und ganz im
Gegensatz dazu waren die Versammlungen des Personals bestens geeignet, die Kontrolle auf den

Begriff zu bringen, indem sie jeden über die Ansichten aufklärten, die er, zusammen mit seinen sprachlichen Äußerungen, unversehens ausschwitzte.

In der Klinik kam weit klarer, als bei anderen bürokratischen Behörden heraus, daß der Klassenkampf auf dem Schlachtfeld der kollektiven Fantasmen geschlagen wird. Denn die Klinik ist ein Unternehmen zur Verwandlung des Lebens von Menschen ins Nicht-Leben, mit dem Zweck, nichts weiter von diesem Leben haben zu wollen (und haben zu sollen), als das, was jede Ware im Grund nur ist, nämlich die Ware Arbeitskraft, und der Verbrauch eben dieser Ware. Die in Kraft gesetzten Deutungen, Erklärungen, Auslegungen, kurz: Interpretationen hatten mit der Wirklichkeit aber auch überhaupt nichts zu tun. Es sind Interpretationen, die lediglich in den Besitzstand der herrschenden Klasse gehören, zu dem sie passen, Interpretationen von Ärzten und Assistenten, die auf diese Interpretationen und mit ihnen abgerichtet sind, und die BERECHTIGT SIND, ZU INTERPRETIEREN. "Sie sind Pfleger und haben überhaupt kein Recht, zu interpretieren", hatte sich einer von denen nicht entblödet zu sagen, und war über alle Maßen aufgebraust. Einer, bei dem es noch nicht gelungen war, ihn auf die radikale Heuchelei zurückzuschrauben, wie sie bei der alten Garde üblich ist. Die "Interpretation" eines Falles, gleichgültig, ob dieser "Fall" als Individuum oder als Einrichtung (Institution) behandelt wird, war also die ideologische Verlängerung der *Erde* in Privateigentum zwecks Herrschaft des Menschen über seinesgleichen, und weiter nichts, Verlängerung der in der Anatomie üblichen Handbewegungen, mit denen der Sezierende den *Körper*+ des Menschen in kleine Schnipsel zerlegt, die zwar tot sind, die man dafür aber in einer Katastersprache registrieren kann, einer Sprache nämlich, wie sie für Eintragungen in Grundsteuerregister und Flurbücher gebräuchlich ist. Der Psychiatrie der Rechten war es, nicht anders als der Psychiatrie der Linken gelungen, in einem Gewaltakt sonder Gleichen den Begriff Interpretation der Wirklichkeit in den Begriff Wirklichkeit der Interpretation zu verkehren. Die psychiatrische Interpretation empfahl sich allen als unfehlbares Interpretationswerkzeug zur Wahrnehmung der einzig zugelassenen Wirklichkeit, der

"objektiven" Realität nämlich. Dies durch bis
zur Perversität sinnentstellende Wortverdrehungen
der bürgerlichen Ideologie, die sie, vom Kopfstand
aus, an ihren Himmel malt. Es ist wahr, daß die
Gewalt, wie sie das ärztliche Personal repräsentiert, die Wirklichkeit der interpersonalen
Beziehungen, soweit sie erlaubt ist, und die mit
apodiktischer Suggestivkraft ausgestatteten, von
jedem gleichsam militärmäßig auszulebenden Fantasiebilder MACHT. Vor diesen mit Befehlsgewalt
ausgestatteten Gesetzen der Verführung und der Abrichtung krümmt jeder, bewußt oder nicht, den
Rücken. Hier war jeder Einzelne dazu angehalten,
die Wirklichkeit seines eigenen leibhaften Daseins, seinen Atem, seine Körperlichkeit zu sublimieren, in Dampf zu verwandeln, und das
Schattenspiel der leeren Hülse, die niemand sonst,
als er selber war, zu betrachten: Das Schattenspiel der keimfrei sterilisierten Kasperlefigur,
die er selber war, in alle Ewigkeit dazu verdammt, unermüdlich dieselbe Rolle zu spielen+.
Dieser Film lief non stop. "DER SCHIZOPHRENE
IST DER, DEM DIE HERRSCHENDE WIRKLICHKEIT FEHLT"
(Graffiti), der, der sich der Wirklichkeit
"wissenschaftlich" hat entledigen lassen, und der
nun gezwungen wird, sich selbst im Geiste vorzustellen als einer, der neben sich steht. Aber
dabei handelt es sich nur um einen zugespitzten
Spezialfall des Tag für Tag ausgeplünderten
Lebens. Dieses ausgeplünderte Leben ist im
höchsten Grad ansteckend. Denn bei diesem ausgeplünderten Leben handelt es sich nur um ein Symptom, das unter dem Schein der Gewaltlosigkeit in
die Rollen von Opfer und Held zerlegt und eingefangen wird. Und von hier ab wurde das Fehlen der
Patienten in unserem Kreis spürbar, denn wir hatten
uns bewußt mit ihrem Verrücktsein identifiziert,
und geholfen hatte uns dabei die Solidarität. Das
war erst der Anfang. Die Reaktion organisierte
sich unter der Hand ...

Bei Hockmann, meinem einstigen Meister, stach
einzig die eine monatliche Versammlung durch ihre
Lebhaftigkeit ab, die "Spargroschenversammlung".
Schwer verständlich war diese Aufregung für all
die, die noch nicht in die Mysterien der Arbeitstherapie eingeweiht waren. Eine Versammlung zur

Verteilung der Kerzenstümpfe. In Saalmitte war
eine schwarze Tafel aufgestellt:
  - der Soundso, 52 Stunden: 9,25 F;
  - der Soundso, 160 Stunden: 30 F ...
  Es handelte sich da um einen sehr alten Patienten vom Pavillon, und fettleibig war er auch.
Seines Zeichens unverbesserlicher Psychopath,
hatte er seit seiner Lobotomie alle Charakteristiken eines Klumpen Butters angenommen. Ein
Stück Papier in der Hand, verkündete er die jeweiligen Gewinne und schrieb sie an die Tafel.
Dabei gab es manchmal Konflikte. Und dann stritten
sich die Insassen erbittert um ein paar Pfennig
Gewinn. Manchmal griff dann auch Hockmann ein, um
zu erreichen, daß auch die subjektiven Verdienste
des einen oder anderen seiner Schutzbefohlenen in
Erwägung gezogen würden.

*Lobotomie: Chirurgischer Eingriff, wobei das
Stirnhirn durch einen Schnitt durch seinen rückwärtigen Teil vom Gehirn getrennt wird. Das
Stirnhirn ist ein rätselhafter Hirnteil, den die
Wissenschaft für den Sitz des Charakters hält,
des Willens, der Persönlichkeit und der mehr erotischen Geschlechtslust, ohne daß man allzu
genau wüßte, wie das eigentlich zugehen soll.
Eine Lobotomie macht man nur in solchen Fällen,
die die Psychiatrie für unheilbar hält, oder in
Konzentrationslagern unter der Überschrift
Forschung. Eine Lobotomie für angezeigt zu halten, ist mit einer schweren Entscheidung verbunden, und sie ist vielleicht humaner, als die
lebenslängliche Zwangsinternierung in einer
Psychiatrischen Klinik.*

  "Geht er zur Arbeitstherapie?"
  Wie oft hatte ich seither schon diese abgedroschenen Worte aus dem Mund eines Chefarzts
hören müssen? Ergotherapie ethymologisch:
Behandlung durch Beschäftigung. Die Tatsache, daß
einer zur Arbeitstherapie, zur Leistungstherapie
ging, wurde in der Meinung aller für ein objektives Zeichen von Besserung gehalten.
  "Ja, Herr Oberarzt, er geht zur Arbeitstherapie."
  "Sehr gut, dann bin ich mit seiner Entlassung
in zwei Wochen einverstanden."
  Und wirklich ging es dem Patienten besser,
denn er war fähig, ohne Auflehnung von morgens

bis abends Streichhölzer, Lottoscheine und
Plastikblumen für Friedhöfe zu verpacken, und
das alles für 1,50 F pro Tag (ein lebendig Toter,
der den Kampf aufgegeben hatte, wie jeder gut-
situierte Bürger aus dem Mittelstand, der sich
jeden Tag ein Stückchen weiter seinem Grab ent-
gegenschaufelt); 1,50 F pro Tag: ein Päckchen
Zigaretten. Es ist eben so, daß zahlreiche Kranke, die von Raucherleidenschaft geschüttelt sind,
vor allem, wenn es sich um chronisch Kranke mit
Langzeitunterbringung handelt, die ständig dem
schleichenden Einfluß der Pflegertruppe ausge-
setzt sind, sich dann eben eines Tages unter dem
wachsamen Blick des Arbeitstherapeuten an den
Tisch in der Werkstatt gesetzt haben. Als Unter-
worfene hatten sie sich auf den Platz gesetzt,
den man für sie frei gemacht hat; sie hatten auf
der Grenze zwischen Freiraum und Kippe Posten
bezogen. (Die Kippe ist die Währung da drin. Der
Tarif nach herrschender Willkür entspricht drei
Kippen.) Ihre Hände arbeiteten in der Grauzone
der Zwischenhändler, das heißt der Kuppler des
Kapitals, deren Geschäft es ist, die Produktivkräfte im Wohnbereich aufzugabeln und zusammen-
zuraffen.

*Arbeitstherapeut: Pfleger mit Fachkenntnissen
zur Überwachung der Produktion von Kranken.
Entspricht einem Werkmeister in den Boxen, die
für Leute freigehalten werden, die als normal
gelten. Von allen beneideter Posten. Einer pro
Pavillon. Ganztags. Im allgemeinen mit einem
Mitglied der Sechetee (C.G.T.) besetzt.*

"Das Problem der Organisation der Arbeit der
Geisteskranken hat sich von Anfang[+] an im Hin-
blick auf die Tatsache gestellt, daß diese
Kranken im Allgemeinen Invalide sind."
   Houphouet-Boigny,
   Rundschreiben vom 4.Februar 1958
   Dachorganisation für die Arbeit von Geistes-
   kranken, die in Psychiatrischen Kliniken be-
   handelt werden
   (nicht veröffentlicht im Amtsblatt)
   MINISTER FÜR ÖFFENTLICHE GESUNDHEIT UND
   VOLKSGESUNDHEIT.

[+] *Anfang wovon?
Der durchgehend heuchlerische Ton dieses Rund-*

*schreibens ist zum Kotzen. Ab Seite 4 steht zu lesen: "Art. 2. - Der Ausdruck "Verrückte" ist, in den verschiedenen Artikeln zur Regelung des Inneren vom Typ einer Psychiatrischen Klinik, ersetzt durch DIE Ausdrücke "Kranker" ". Wir möchten den Leser dazu ermuntern, ein wenig Geistesakrobatik mit den Begriffen Subjekt und Objekt zu treiben. Er möge die Texte von Houphouët-Boigny ein zweites Mal lesen und ein verfolgungswahnsinniger Paranoiker werden.
(Das heißt, daß er mit seiner Verfolgungssucht einsieht, daß DIE Ausdrücke für Kranke nunmehr amtlich den Ausdruck Verrückter so ersetzen, daß und damit er sich darin selbst nicht mehr wiedererkennt. Und wir hoffen auch aufrichtig, daß der Leser sich entschlossen hat, seinen eigenen Kurs zu steuern und damit beginnt, seiner eigenen Verrücktheit ins Auge zu blicken, seinem eigenen Defekt. Wir hoffen also, daß letzterer schon ein gutes Weilchen lang gemerkt hat, daß er selber in einer Maloche mit einem Machores+, in einer Box voll Verrückter sitzt. Um es einmal anders gesagt zu haben.)
Ist der Leser noch fähig, an dem Punkt an den er nun gelangt ist, eine Landkarte seiner Verrückungen im Alltag zu zeichnen und darauf die Gebietsgrenzen zwischen Vernunft und Unvernunft abzustecken und sich dann selbst, in diesem Moment seiner Geschichte, dort anzusiedeln?*

Das System beginnt auf diese Weise in aller Stille, den Klapsmühlen ganz behutsam die Strukturen eines ungeheuren Unternehmens einzupflanzen, dem es um die Rückgewinnung verbrauchter Arbeitskräfte geht. Die uralten Fabrikationsbetriebe sind ja auch gewinnträchtige Schuppen, soweit sie mit den Klapsmühlen dieses neue Leitmotiv gemeinsam haben. Und es wird nicht mehr lange dauern, dann wird von einem Skandal wegen des Schwarzhandels mit menschlicher Arbeitskraft die Rede sein.

Im buchstäblichen und im übertragenen Sinn, gleichgültig, ob diese Schuppen nun aus Metall oder aus Stahlbeton bestehen. Die Fabriken von LIP sind alte Schuppen aus der freien Marktwirtschaft des Kapitalismus, aus der kapitalistischen Freihandelsepoche, die sterbenskrank ist. Sie stellen ein sehr beachtliches Rohmaterial zur

*Abpressung von Profiten dar, und zwar für die
weltweiten Spezialisten der Wieder-Vermarktung
von Arbeitskräften. Das System hatte diese
Fabriken, als völlig verbraucht, schon lange ab-
gelegt. Diese verbrauchten Produktivkräfte werden auch deshalb zum alten Eisen gezählt, weil
sie für den alten Nationalkapitalismus, den
paternalistischen des todkranken Freihandels,
unproduktiv geworden sind.*

Eine Werkstatt mit einem geschmierten Arbeitstherapeuten auf jedem Pavillon. Der Arbeitstherapeut hat seine Beziehungen zu so geheimnisvollen Allerweltsvertretern, die noch keiner je
zu Gesicht bekommen hat. Sie arbeiten auf eigene
Rechnung, verkaufen Materialien an die Fabrik
(*Novrev*[+], *zum Beispiel*), lassen die Kurzwaren von
den Patienten sammeln, ordnen und verpacken und
kaufen von derselben Firma das Fertigprodukt.
Vor den Pavillons warten dann die Lieferkartons
in vornehmer Zurückhaltung, sozusagen, bis nicht
minder unauffällig ein Lastwagen vorbeikommt, der
sie in aller Unauffälligkeit gegen Kartons aus-
tauscht, die lauter lose Stücke enthalten. Und
bei letzteren handelt es sich eben auch um nichts
anderes, als um eine runde Summe loser Geheimnisse.

*Ich erinnere mich, während meiner ganzen
Tätigkeit als Assistent nur zwei davon gesehen zu
haben: - einen Vertreter, der einer Versammlung
für Arbeitstherapie im Ton flammender Empörung
sein Leid klagte;*
 *- und eine Frau, deren Auftreten mich ge-
ärgert hatte, als ich noch Assistent auf dem
"Regain" war. Sie kam ohne ein Wort zu sagen herein, grüßte niemanden und wandte sich, als sei sie
auf einer Galeere dem Gemeinschaftsraum zu.*
 "Wer ist diese Frau?"
 *"Die Vertreterin", hatte man mir in vertrau-
lichem Ton zugeraunt.*

"Weit davon entfernt, die Vergütung therapeutischer Arbeit treffend zu beschreiben, konnte
der Ausdruck "Spargroschen" bisher noch nicht
durch eine andere, wirklich der Sache angemessene
Bezeichnung ersetzt werden. Der überlieferte Ausdruck wird also für die modifizierte Regelung
unseres Modells und in dem hier vorliegenden

Merkblatt beibehalten."

"Der Spargroschen kann vom Standpunkt des geltenden Rechts nicht als Lohn betrachtet werden. Da er eingeführt wurde, dem Patienten Geschmack am Arbeiten beizubringen und seine Arbeit für ihn interessant zu machen, stellt Hinzufügung einer Belohnung bereits als solche schon einen Bestandteil der Wiedereingliederung in die Gesellschaft für den Kranken dar, weil in jeder Gesellschaft, soweit sie NORMAL ist, die Arbeit, in Abhängigkeit einer bestimmten Zahl von Kriterien, vergütet wird. In der Psychiatrischen Klinik können, und dies liegt klar auf der Hand, diese Kriterien nicht dieselben sein, wie in einer normalen Gesellschaft: hier handelt es sich nämlich um medizinische Kriterien und nicht mehr nur allein um wirtschaftliche Kriterien."

Das will sagen, daß Herr Houphouet-Boigny, der Gesundheitsminister, uns weismachen möchte, daß das medizinische Kriterium kein wirtschaftliches unter anderen ist, wie er sie in Betracht gezogen hat, um seinen Auswahlkriterien in der Gesundheitspolitik eine Richtung zu geben. Einer Gesundheitspolitik, die im Unterschied zu "einer jeden normalen Gesellschaft" (man lese: kapitalistische Gesellschaft), in der sich jedermann bei bester Gesundheit befinde, sich in der Art und Weise erschöpfe, wie die Arbeit "in Abhängigkeit von einer bestimmten Zahl von Kriterien" bezahlt wird (und man wird sich immer wieder fragen, was das eigentlich für Kriterien sind). Und nur in den Klapsmühlen zieht man demnach wirtschaftliche und medizinische Kriterien in Betracht. War Herrn H.-B. vielleicht gar '58 schon bekannt, daß die Fabriken psychiatrisiert wurden, während er versuchte, die Klapsmühlen zu industrialisieren? War er schon mit der Vorbereitung seines Zirkulars von '60 beschäftigt, um auszurechnen, was die normale Gesellschaft dank dem psychiatrischen Sektor für diese ihre Normalität ausgibt?
Was die Herrschenden alle gemeinsam haben, ist dies, daß sie, mit ihren vorlauten Mäulern, alle von den Ursprüngen ihrer eigenen Funktionen und Abhängigkeiten absolut nichts wissen wollen. Seit Beginn der konzentrierten Industrialisierungsperiode läßt die Bourgeoisie unter dem Druck der

Maschinenstürmer liberale Reformer auf die Menschheit los. Und sie sind es, die die Arbeitsmedizin erfunden haben:

"Wir sehen unsere Maschinen regelmäßig nach, denn wir wissen, daß es viel sparsamer ist, wenn wir uns zu kleinen Reparaturen durchringen, bevor sie total zerstört werden. Warum sollte man nicht dasselbe Prinzip auch auf den Menschen anwenden?" (Henry Sigerist, Civilisation and Disease, Universität von Chikago, 1943.)

Schon bald schälte sich eine feste Beziehung zwischen investiertem Kapital, Zahl der Sterbefälle der Arbeiter und Höhe der Kosten für die Gesundheit heraus. Da Kindersterblichkeit und mittlere Lebenserwartung in einem festen Verhältnis zu diesen (und anderen) Kosten stehen, muß man, ohne alle paradoxen Hintergedanken, zugeben, daß das Kapital die mittlere Dauer des Lebens für verschiedene gesellschaftliche Schichten im Voraus festlegt, und stillschweigend sein Todesurteil über sie spricht.

"Auch die Dauer des Arbeitstags hat ihre äußerste Schranke, die aber nichtsdestoweniger elastisch ist. Seine endgültige Schranke ist die der physischen Kraft des arbeitenden Menschen. Wenn die tägliche Erschöpfung seiner Lebenskraft ein bestimmtes Maß überschreitet, kann diese Kraft im Arbeitsalltag nicht wieder wirken. Und dann werden Generationen mit schlechter Gesundheit und von kurzer Lebensdauer, aber in rascher Abfolge, den Arbeitsmarkt auffüllen, und dies mit derselben Stetigkeit, wie eine Serie lebenskräftiger Generationen, die man zu alten Knochen werden läßt." (Karl Marx; Lohn, Preis und Profit, Ed. de la Pléiade.)

Was das Ende dieser Fußnote betrifft, haben wir uns ausgiebig durch La Médicine du capital (dt. bei TRIKONT "Gibt es ein Leben vor dem Tod?") des Genossen Jean-Claude Pollack anregen lassen, Marxist, wenn es ihm paßt.

"Die Zuwendung des Spargroschens kann nicht an die systematischen Gewinne angebunden werden, die aus den hergestellten Gegenständen fließen, oder, allgemeiner, an die Dienstleistung."

Man hat gelegentlich gesagt, daß Herr H.-B. darüber auf dem Laufenden sei, wie das alles angefangen hat: "Du hast gerade nichts zu tun, *könntest du mir nicht das Geschirr spülen".*

"Jede Arbeit, sie sei nun rentabel oder nicht, muß, in Abhängigkeit von zwei Kategorien ihrer Bestandteile entlohnt werden können, deren einer objektiv, deren anderer subjektiv ist. Der objektive Bestandteil fließt aus der wirklichen Dauer der Arbeit und aus ihrer RENTABILITÄT; der subjektive Bestandteil aus der Anstrengung, die der Kranke unternimmt, eine Anstrengung, die nur durch den Arzt beurteilt werden kann, in Abhängigkeit VON ALLEM WAS ER über den Geisteszustand DES SUBJEKTS weiß."

Wir bitten den eiligen Leser, wenigstens im Vorbeigehen die liberale Größe zu bewundern, mit der Herr H.-B. es versteht, mit der einen Hand den Prügelstock der strengen Befehle, wie sie die Erfordernisse der Produktion so mit sich bringen zu schwingen, und mit der andern die gelbe Rübe der Arbeit, die ein menschliches Antlitz hat. Aber man lasse sich da nichts vormachen. Die Klapsmühle ist ein Werkschuppen, wie jeder andere (und die Kranken machen sich da nichts vor), eine Berufliche Bildung für abgeschlaffte Erwachsene, befugt dazu, die Qualität des Unqualifizierten Arbeiters an die verdienstvollsten abweichend Deformierten zu vergeben, und die andern auf dem Abstellgleis zu halten, gekoppelt an eine "ihrem Niveau gemäße" Unterproduktion.

Mit der Entwicklung der sektorialen Psychiatrie ist die Sozialassistentin[+] dazu aufgerufen, eine Bedeutung zu gewinnen, die mehr und mehr jedes Maß übersteigt; sie wird zur Drehscheibe und hat die Meinung des Psychiaters, des Kommissars, des Bosses und eventuell auch die des Richters über die "subjektiven Meriten"[+] eines jeden "Sozialfalls" unter einen Hut zu bringen. Dabei verteilt sie dann die Zuwendungen der Sozialhilfe, über die sie verfügt, wie ein Vorrecht an die, die sie "nach Ehre und Gewissen" für die Verdienstvollsten hält.

Im selben Rundschreiben kann man auf Seite 3, Artikel 175 lesen:
"Für jeden Arbeitstag nimmt der Kranke eine tägliche Unterstützung ein, die wir Grundspargroschen nennen."

"In Anlehnung an die Art der geleisteten Arbeit wird diese Unterstützung zwischen einem Mindestsatz und einem Höchstsatz in wechselnder Ziffer festgelegt."
"Der Mindestsatz dieser Unterstützung ist gleich dem Betrag, den man zum Freimachen eines gewöhnlichen Briefes braucht. Der Höchstsatz reicht bis zum Fünffachen des Mindestsatzes."

Wenn Sie die Mittel haben wollen, an ihre Familie zu schreiben, dann arbeiten Sie.

In der Kippenzone gibt es also nur "Tagelöhner", die nicht bei der S.S.[+] eingeschrieben sind (selbst dann nicht, wenn sie dort wegen der Arbeitsunfälle eingeschrieben sind, die sie sich in der freien Zone hätten zuziehen können), deren S.M.I.C.[+] 80 centimes pro Tag entsprach, Essen, Schlafstatt. Um den Wettbewerb zu schüren, können die tagweisen Arbeiter der Kippenzone mit einem Schwanken des Werts ihrer Arbeitskraft zwischen dem Tauschwert einer Briefmarke und einem halben Päckchen Zigaretten pro Tag rechnen, Essen, Schlafstelle (in Abhängigkeit von ihren subjektiven Meriten). Zum Glück aber ist die Klapsmühle der allgemeinen Bewegung "sozialen Fortschritts" gefolgt. In Vinatier war '71 der Mindestsatz auf 1,50 F pro Tag geklettert. Aber das System, getreu seiner Politik, mit der einen Hand zu nehmen, was es mit der anderen gibt, bearbeitete das Gewissen der Arbeitstherapeuten derart, daß sie in souveräner Geistesakrobatik einfach Mindestsatz und Höchstsatz in eins setzten. Und der Betrag pro Tag wurde so auf 1,50 F festgesetzt. Das lief darauf hinaus, daß die "Kranken"[+] also ihre persönlichen Meriten auf den Höchsttarif von 1,50 F pro Tag vermarktet bekamen. Und auf letzteren schlägt man dann Stundenabzüge in Abhängigkeit ihres unterschiedlichen Fleißes und ihrer unterschiedlichen Rentabilität. Umgekehrt wird das Einkommen der Kranken vermehrt, die sich besonders angestrengt haben, die bis dahin unverbesserliche Psychopathen gewesen waren und von ihrer Unproduktivität profitiert hatten, indem sie unaufhörlich Kräche mit den Pflegern vom Zaun gebrochen hatten. Oder sie hatten TROTZ ihres hohen Alters, oder ihrer körperlichen oder seelischen Invalidität gearbeitet (der kleine Schwachsinnige oder schizo-

phrene Schützling von Mamma Arbeitstherapeut).
Oder man kam auf den Gedanken, ihnen die Arbeit
schmackhaft zu machen, indem man ihnen großzügig
und ohne Knauserei zu Beginn 1,50 F pro Tag ge-
nehmigte.

Wie sagte doch Herr Houphouet-Boigny so
treffend: "Die Behandlung durch Arbeit war schon
immer in den Psychiatrischen Kliniken eine große
Ehre. Das Problem der Organisation der Arbeit der
Geisteskranken hat sich seit Beginn im Hinblick
auf die Tatsache gestellt, daß diese Kranken im
Allgemeinen invalide sind. Es handelte sich zuallererst darum, die Zeit zu nutzen und dem
Müßiggang zu wehren. Von da ab wurde die Arbeit
für eine Ablenkung gehalten, die einen positiven
therapeutischen Wert (Unterstreichung von uns)
hat (...). Der Kranke muß Gewinn aus dem Erzeugnis seiner Arbeit ziehen; ein Anteil
(Unterstreichung von uns) des Produkts muß ihm
abzählbar wieder zufließen: die Handhabung des
Geldes hat, in sich, in den meisten Fällen einen
therapeutischen Wert und stellt darüber hinaus
einen Test erster Ordnung dafür dar, ob der
Kranke wieder gesellschaftsfähig ist, eine
Prüfung, die die Ergänzung dessen ist, was als
Aufgabe zur Erledigung dem Kranken anvertraut
wurde."

*Hier haben wir zum wiederholten Mal den Ver-
dacht, daß unser Herr Minister sich mit einem
System gleichsetzt, das, ihm zufolge, IMMER schon
da war, und IMMER sein wird und zwar das, was er
für die NORMALE Gesellschaft hält.*

Anders ausgedrückt, ist die Arbeitstherapie
weiter nichts, als eine dreckige Wiederabrichtung
zwecks Unterwerfung unter das System von Mehrwert
und ewigem Drecksgeld.

*Man ist baß erstaunt, daß sich die C.G.T. da-
rüber keine Rechenschaft gegeben hat, wo doch die
Patienten vom Pavillon 15, Männer, die Arbeitstherapie (l'ergothérapie) in "Beschißtherapie"
(escrothérapie) umgetauft hatten (vgl. weiter
unten).*

"Aus gegebener Veranlassung wird daran er-
innert, daß der Oberarzt vom Dienst allein im
Besitz der Qualifikation dafür ist, im passenden
Augenblick die Entscheidung "Arbeitsaufnahme" zu

treffen". Man ist hingerissen von der aristokratischen Eleganz, mit der der Minister seine Ausführungen in Anführungszeichen setzt, wenn er, um auch ja verständlich zu sein, mal kurz zwischenrein die unverblümt triviale Ausdrucksweise irgendeines Personalchefs übernimmt.
 Das alles dient dazu, in dem verschlissenen Kranken nur ja nicht das Gefühl aufkommen zu lassen, er erhalte etwas FÜR NIX. Dann nämlich, wenn er es nicht mehr schafft, sich draußen noch länger am Riemen zu reißen, und seine Arbeitskraft zu verkaufen, seine kleingehäckselten, beziehungslos- bruchstückhaften, jedes Sinnes und jeder Bedeutung entleerten Handgriffe zu machen, und sich gebrochen und in die Klapsmühle eingesperrt zwar, aber dennoch mit einem Dach über dem Kopf und Essen im Geschirr wiederfindet. Früher oder später wird er sich dann mit derselben entfremdeten, verrückten Arbeit konfrontiert sehen, die ihn krank gemacht hat. Nur wird diese Arbeit diesmal mit den heiligen, erlösenden, heilbringenden therapeutischen Eigenschaften aufgeladen sein. Denselben nämlich, mit denen sie, so sagt die Heuchelei, in Form des "Therapeutischen Werts" aufgeladen ist, der herauskommt, wenn man die 1,50 F pro Tag, Produkt besagter übler Machenschaften, abzieht.
 Bleibe und Bewirtung denen, die das System nicht mehr zu unterdrücken wagt, und Verwandlung von Langeweile und Ekel in Rentabilität. Auf alle, die aus der Produktion ausscheiden, wartet nichts mehr, als das von ihnen zurückzueroberndes Kotzen per Gelegenheit der zwangsweisen Wiedereingliederung in eine bis zur Verrücktheit befremdliche Unterproduktion, die Untermenschen wie eine Wohltat gewährt wird: Die Arbeit, die in den Klapsmühlen "therapeutisch" heißt, und die, die in den Zuchthäusern, heute Gefängnisse genannt, Strafvollzug heißt, ist dieselbe. Langeweile lehrt das Rauchen. Um rauchen zu können, muß man arbeiten. Damit ist der Teufelskreis geschlossen. Der Kapitalismus mit seinem angeborenen Mangel an Fantasie und Vorstellungskraft, kennt für die Opfer seiner höllischen Fallgruben nichts Erlösenderes, als die Arbeit um Brotkrumen. Sein Wahnsystem, dessen einziger Inhalt der Profit ist, läßt ihn die Strukturen seiner Gründerzeit auf ein Neues erfinden. Die Klapsmühle bringt anachronistisch

den Organisationsstil der ersten Fabrikationswerkstätten wieder zum Vorschein. Dies als schlichte Zusammenziehung solcher Arbeiter, deren Nutzwert in Wohnbezirken unkontrollierbar war.

Vom Standpunkt des Kapitals aus handelt es sich dabei allerdings um nichts Geringeres, als um einen aufrichtig humanitären Versuch (man lese sich daraufhin nur noch einmal die glänzenden wissenschaftlichen Spitzfindigkeiten des H.-B. über die feinsinnigen Unterschiede zwischen "Belohnung" (s. "Spargroschen") und Entlohnung (wie Lohn, überhaupt Einkommen) im Austausch und in angeblicher Entsprechung zu geleisteter Arbeit durch). Der keiner Rede werten, unwesentlichen verachtungswürdigen, weil ihm völlig unfaßlichen Nebensächlichkeit Mehrwert, stellt er in aller Unverfrorenheit unter dem Vorzeichen ärztlicher Behandlung die weltumwerfende Würde eines Päckchens Zigaretten gegenüber, das er als einzigen "Gewinn" unterstellt und verstanden wissen will, der da pro Tag so gemacht wird. Aber das Wesentliche bei all dem ist ja gar nicht die wirkliche Sorge um den Nutzeffekt. Um diesen geht es erst in zweiter Linie. In erster Linie und wesentlich geht es darum, den Kult der Arbeit unausreißbar, als oberstes und einziges Maß und ein für alle Mal, in dem Betroffenen zu verankern. Ohne Fleiß kein Preis. Klapsmühle, Gefängnis, Fabrik, Schule - das Kapital kennt da nur eine einzige Verhaltensweise:

"Die moralischen Erklärungen, nicht anders als die, die aus der Vulgärökonomie kommen, zahlen sich, wenn überhaupt, dann erst im Nachhinein aus. Man kann den wohltuenden Einfluß der Gefängnisarbeit feststellen oder sich zu ihm bekennen, man kann auch die Liste derer zücken, denen sie etwas einbringt, und kann dabei versuchen, deren Wohltaten zu wägen. Niemals wird man etwas haben, woran man sich halten kann. Was man aber unumwunden zugeben muß' ist dies, daß es in einer kapitalistischen Gesellschaft schlicht ein Ding der Unmöglichkeit ist, die Arbeitskraft von dreißigtausend Leuten ungenutzt zu lassen. Gefährlich wäre es in einer Welt, in der jede Fabrik ein Gefängnis ist, Gefängnisse nicht in Fabriken zu verwandeln. (Und die Sprache des Volkes, der Dialekt, gibt sich da keineswegs irgendwelchen Täuschungen hin. Er nennt nämlich Fabriken "Zuchthäuser" ("tôles", auch taules) und deren Besitzer "Zuchtmeister" ("tôliers").) Dem Staat ist es denn auch weniger darum zu tun, sich mit dem Recht der Gefangenen auf Arbeit herumzuschlagen, als ihnen ihr Recht auf Faulheit streitig zu machen. Es macht ihm weniger Sorgen, wenn er sie zur Arbeit kriegt. Es geht ihm vielmehr hauptsächlich darum, demonstrativ zu zeigen, daß sie wie alle Welt arbeiten müssen. Der Imperialismus der Kaufmannsproduktion erobert mehr und mehr die Gesellschaft in ihrer Gesamtheit, und zerstört dabei die letzten Oasen, die letzten Inselchen, auf denen noch nicht-kapitalistische Beziehungen überlebt haben... Anders ausgedrückt ist die Tatsache, daß die Arbeit in den Gefängnissen zum Zwang geworden ist, und dies zu einer Zeit, wo sie für die unendlich überwiegenden Massen des gesellschaftlichen Organismus in jeder Hinsicht ein notwendiges Übel war, diese Tatsache hat sie nicht unter den Tisch der allgemeinen Entwicklung gekehrt, als die Produktionsverhältnisse+ sich immer weiter entwickelten. Und darin allein ist der Grund dafür zu sehen, daß dieser Zwang so langsam sein Wesen verändert hat, bis er <u>zum ersten Mal</u> ein erklärtermaßen <u>ideologischer</u> werden konnte." *(Ch.Martineau und J.-P.Carasso: Le travail dans les prisons, Ed.Champs Libres, coll.+ "Symptôme", 4.)*

Das System hat sich perfektioniert. Die Krematoriumsöfen in den Konzentrationslagern der Nazis, die denn doch ein wenig zu viel Aufsehen machten, wurden durch einen feinsinnig gesponnenen Prozeß langsamer Selbstverdauung abgelöst. Dieser feinsinnig gesponnene Prozeß verfügt zur Zeit über mehrere Techniken gruppendynamischer und neuroleptischer Art, die alle hinreichend auf der Höhe sind, um gegen den Kranken eine stufenweise einschneidendere Differentialeuthanasie ins Werk zu setzen. Das System setzt dabei am Symptom an, diesem, öffentliches Ärgernis erregenden, verlegen machenden Zeugen der Unangemessenheit eben dieses Systems an die menschlichen Bedürfnisse. Von hier aus schreitet das System weiter fort bis zu dem Punkt, wo es die Person systematisch auf ihre ausschließlich gesellschaftlichen Funktionen zurückgeschraubt hat. Es bevölkert die Klapsmühlen mit Kehrichteimern, mit Maschinen, die Streichhölzer einsammeln müssen, Blumen aus Plastik machen müssen und Geschirr spülen. Diese Maschinen brauchen zwei Arten Treibstoff: die Zigarette und eine bestimmte Menge Nahrungsmittel in wechselnder Zusammensetzung, wie sie ständig bei der Nahrungsmittelindustrie nachbestellt werden. Man hält sie in Stand, indem man sie mit Neuroleptika und Beruhigungsmitteln mästet. Während der Maschinist, der Psychiater, die Vertreter der Firma Specia empfängt, rechnet der Verwaltungsdirektor die zum Unterhalt erforderlichen Kalorien nach und bittet den Vertreter aus dem Hause Olida, ihm doch die so vorteilhaften en gros Preise für dies oder jenes Halbfertigprodukt auf dem Sektor Ernährung einzuräumen.

Dank der medizinischen Forschung, und dank dieser letztenendes allein, ist das Minimum zur Reproduktion der Arbeitskraft heute exakt in Kalorien meßbar.

Der Preis wird nach Maßgabe von Angebot und Nachfrage festgesetzt. Das Haus Olida hat noch andere Kunden: Die Altersheime, die Staatlichen Gymnasien, die Gefängnisse, die Waisenhäuser... und übrigens sagen die Kranken, daß die Nahrung schmuddelig ist, keinen Geschmack hat, und ekelerregend ist.

Epilog

Es folgte eine Zeit der Kämpfe (vgl.Anhang 1). Sie ist Gegenstand des nächsten Bandes. Auf Seiten der Assistenten gingen allmählich mehrere trickreich dazu über, aus der Rolle zu fallen. Aber dies verlangte totalen Einsatz. Und dazu waren sie völlig unfähig. In der Praktik[+] erwiesen sie sich als Schönredner, und die Pantoffeln übten auf sie eine größere Anziehungskraft aus, als Wagnis und Risiko. Nach einer Zeit der Euphorie und des Umbruchs, der Infragestellung und äußersten Anspannung aller Kräfte, begann ihre Revolte kurz zu treten und hinterließ bei mir und Anderen den bitteren Nachgeschmack, uns mit diesem bourgeoisen Allerlei nur kompromittiert zu haben. Wer freizeitmäßig vorbeikam, ein wenig Krach zu konsumieren, hatte jedenfalls keine Ausrede mehr dafür, wenn er hinterher wieder in die Bullenrolle schlüpfte. Unter diesen war Pierre Evrard der Übelsten einer. Inzwischen ist er Chefarzt in der Queue-en-Brie-Klinik. Er hat mir, um mich desto besser begraben zu können, ohne Krumpeln[+] seine so einfangreiche, wie lumpige Arbeit über Freud, Laing und Marx gewidmet. Hoffentlich krepiert er dran!

Gott selbst konnte Sünder und Selige nicht mehr unterscheiden. Die Assistenten nahmen LSD, die Narren verteilten Flugblätter. Eines Morgens waren alle, aber auch alle Mauern der Klinik vollgemalt mit: "Gott schütze die Psychiatrie", stand auf der Kirche. "Allerlei Gifte", "Die Maßeinheit der Macht ist das Milligramm", stand an den Mauern der Hauptapotheke. "Arbeit macht frei". Wäre Hitler noch am Leben, dann wäre er Arbeitstherapeut", stand am Zentralpavillon für Arbeitstherapie. Patienten schlugen einem Oberarzt die beiden Glastüren am Hauptgebäude für Sozialpsychiatrie vor der Nase zu. Auf den Glasflügeln stand zu lesen: "Wir sind verrückt, Schweine sind die andern", "Reißt die Schranken nieder, weg mit den Mauern, weg mit dem Irrendrillich", "denkt an Yves Bertherat". "Wenn man den letzten Psychiater an den Kuddeln des letzten Verwalters aufgehängt haben wird, erst dann ist Revolution", stand auf den Mauern der verschiedenen Pavillons. "Die Verwaltung hat Stellen für Psychiater frei, die bereit sind, einen Psychiater zu psychiatrisieren", stand an den Mauern des Verwaltungsgebäudes.

*Yves Bertherat war Psychiater in Lyon und starb
unter dem Dolch eines seiner Patienten. Ein
Pavillon in Vinatier ist nach ihm benannt.*

Zu sagen ist noch, daß der stellvertretende
Generalbevollmächtigte von Lyon gefordert hatte,
daß ich mein Psychiatrieexamen in Dijon machen
müsse, weil kein Psychiater in Lyon bereit gewesen
sei, diese Verantwortung auf sich zu laden. Zu
sagen ist auch, daß das Klinik-Café sich in ein
Haus des freien Wortes verwandelt hatte, seit wir
dort den umseitig abgedruckten Brief eingeschleust
hatten. Das "Kampfkomitee Vinatier", das heißt,
jene informelle Bande, in der nicht mehr zwischen
Kranken und solchen unterschieden wurde, die sich
den Anschein gaben, es nicht zu sein, jene Bande
also, die von Pförtnern, Behörden und Gewerkschaften
für gewöhnlich "Hof-Bande" genannt wurde, hatte
diesen Brief als Flugblatt verteilt. Eines Nachts
sah ein diensthabender Assistent, als er zu einem
dringenden Fall auf den Pavillon gerufen wurde,
einen Pfleger, einen Flaschenhalsscherben in der
Faust, vom Stuhl aufspringen und sagen: "Oh!
Entschuldigung: Aber ich dachte, jetzt kommt die
Hof-Bande". Im Café konnte man von Kranken
Folgendes hören:

"Als ich herein kam war ich verrückt und
glaubte, daß mein Arzt mich umbringen wollte ...
Aber genau das wollte er ja", verbesserte sie sich
nach einem Augenblick des Nachdenkens. "Er hat mir
ja Neuroleptika gegeben! Das ist Dreck, diese
Maschinen. Jetzt schmeiße ich sie weg. Nimmst Du
Deine immer noch? ... Du tätest besser dran, sie
wegzuwerfen".

Madame X, die man für eine "Geisteskranke" hält
69 Lyon   Lyon, den ...

Herr Doktor,

nach unserem Gespräch, bei dem ich Ihnen ausführlich über meine Sorgen und Ängste berichtet habe - die besonders in dieser Jahreszeit, in der sich meine Selbstmordversuche häufen, schlimm sind - Zeiten, während welcher ich so frei war, Ihnen zu gestehen, daß ich meine Zuflucht beim Trinken gesucht habe, um zu verhindern, daß mir der Schädel platzt, ist Ihnen nichts weiter eingefallen, als die <u>schriftliche</u> Entscheidung zu treffen, die mich zwingt, heute Abend nach Hause zurückzukehren, und die mich zu allem Überfluß auch noch ermutigt, mich "sinnlos zu besaufen".

Nie im Leben hätte ich gedacht, daß so viel Gemeinheit und Feigheit bei den "Psychiatern" zu finden sei. Es ist wahr, daß der <u>Psychiater</u> die Entscheidungen trifft, die ihm in den Kram passen. Und <u>dem Patienten bleibt dann nichts mehr übrig, als sich vor dieser Entscheidung zu verbeugen.</u> Der Kranke hat ja übrigens auch gar keine andere Alternative. "Vogel friß oder stirb."

Ich hatte geglaubt, in Ihnen meinen "Erlöser" zu finden, und nun habe ich plötzlich einen "Mörder" vor mir, aber einen STAATLICH GEPRÜFTEN MÖRDER, einen, der dem Schein nach ein "guter Samariter" ist, während er einen raffiniert in den Tod schickt. Vor die Wahl zwischen Ihnen und SS-Nazis gestellt, würde ich letztere vorziehen, denn diesen war es wenigstens gut anzumerken, daß sie dazu bestimmt waren, "das Menschengeschlecht auszulöschen". Aber ihr, die Psychiater, ihr studiert zehn Jahre lang, um eure Patienten besser zu quälen und lehrt sie obendrein noch, an das Leben zu glauben.

Gewiß doch haben Sie Ihr Staatsexamen, um diese Verbrechen zu vollenden, und hinter dem hohltönenden Titel "Psychiater" verbirgt sich nur das herzlose Wesen, das Ihnen diese Entscheidungen eingibt. Was mich betrifft, können Sie mich mit Ihrem Getue nicht hinters Licht führen, und um Ihnen das zu beweisen, <u>werde ich mich um Ihre Anweisungen überhaupt nicht kümmern,</u> und werde einfach dadurch das Leiden, das Sie mir aufhalsen möchten, nicht akzeptieren. Überflüssige und unnötige Leiden, die mich dem "ratenweisen Tod" entgegenführen würden.

*Nach zwei Monaten Blindheit bin ich in Bezug
auf Ihr Spiel hellsichtig geworden, denn zunächst
habe ich gehofft, wie jedes Menschenwesen. Aber
jetzt habe ich verstanden: Sie, Doktor, sind der
"Eiserne Besen" und ich, Patientin, bin der
"Kehrricht"; Schlußfolgerung, ich muß mich "beseitigen". Gut so, aber NEIN und nochmals NEIN.
Ich werde mir mein Recht zu leben oder zu sterben
erhalten, und zwar nach Maßgabe dessen, wie ICH
ENTSCHEIDE. Das ist alles.*
  *Möglich immerhin, und ICH HOFFE ES, daß wenn
einige Psychiater von ihren Patienten, die mit
ihren Nerven am Ende sind, umgebracht sein werden,
die nächste "Psychiater"generation sich besser in
Acht nehmen wird, die Kranken nicht mehr in den
Selbstmord zu treiben, denn IHR LEBEN IST IN GEFAHR (ich rede von dem der Psychiater, gewiß doch).*
  *Zur Zeit noch wird der Kranke "beseitigt", aber
der Tag wird kommen, an dem DIE HAUT EINES PSYCHIATERS AUF DER WAAGE DES LEBENS NICHT MEHR SCHWER
WIEGEN WIRD. Vielleicht ist es schon so weit, nur
wird sich die Presse hüten, darüber zu schreiben,
und die "Ärzteschaft" wird solche Meldungen ersticken, weil sie schon ANGST hat. Machen Sie
Sich ruhig einmal Gedanken darüber ...*
  *Setzen Sie ruhig Ihre Verbrechen im Namen der
"Psychiatrie" fort, aber passen Sie auf, auch
diese Medaille hat ihre Kehrseite, und manchmal
ist der Preis hoch. Ich überlasse Sie jetzt Ihren
Überlegungen, sofern Sie zu dergleichen noch in
der Lage sind?*
  *DIE RACHE IST EIN GERICHT DAS KALT GENOSSEN
WIRD*

Eine Kranke, die es satt hat

P.S. - Der Brief ist wörtlich wiedergegeben bei
       einem Amtsdiener hinterlegt.

  An der Tür Jaquelins, des Direktors, standen
an diesem Morgen in Graffiti folgende zwei Worte
zu lesen: "WAS TUN?"
  Den ganzen Tag lang kamen Neugierige vorbei und
lasen diese Schrift. Sogar solche waren darunter,
die man schon seit Jahren den Pavillon nicht mehr
hatte verlassen sehen.
  Es folgte dann eine längere Periode Kleinkrieg,
in dessen Verlauf das Kampfkomittee Vinatier nie

aufhören durfte, die Behörden lächerlich zu machen. Der Direktor hatte mich aller Funktionen entbunden und mir Hausverbot für den Aufenthalt in der Klinik gegeben. Aber trotz der Überwachung drangen wir dort jeden Tag ein. Eines nachmittags, als ich wieder im Auto einer Assistentin und mit noch zwei weiteren Personen darin hereinfuhr, knallten sie uns die schwere Metalltür ganz plötzlich auf den vorderen Kotflügel. Die Fahrerin stellte gleich den Motor ab, wir kurbelten die Scheiben hoch, steckten uns Zigaretten an und weigerten uns, denen Antwort zu geben, die von uns verlangten, daß wir die Fahrbahn räumen sollten. Hinter uns bildete sich eine lange Autoschlange. Verkehrsstau, Geschrei. Herr Dr.Perrin persönlich und der Wirtschafter bemühten sich herbei, um uns ins Gewissen zu reden. Da ließ Josiane, die Assistentin, den Motor ganz schnell wieder an, stieß ganz knapp zurück und schaffte es durch ein geschicktes Umgehungsmanöver in den Innenhof zu gelangen. Dort versperrte uns Herr Condon beherzt und mit ausgebreiteten Armen den Weg, kriegte dann aber so seine Zweifel und forderte den Wächter auf, diesen seinen Platz einzunehmen, von dem er nicht so ganz sicher war, ob er da auch wirklich hingehörte. Eingekeilt zwischen vier Personen, die uns das Vorwärts wie das Rückwärts gleichermaßen abschnitten, blickten wir zu den Fenstern der Verwaltung hinauf, wo alle Angestellten, weiße Kittel an, aus den Fenstern hingen.

Improvisation. Ich ließ mir von Josiane die Versicherungskarte geben und stieg aus.

"Sie haben diesen Kotflügel kaputt gemacht. Dafür werden Sie zahlen", sagte ich, während ich um Condon herumging, der mir den Blick auf die Schäden verstellte.

"Ganz schön gerissen, an sowas auch nur zu denken!" gab er aggressiv zurück.

Mittlerweile war es mir gelungen, seine Aufmerksamkeit und die des Wächters auf mich zu ziehen:

"Aber es handelt sich darum, daß Sie doch auch die Verfügung des Direktors gebrochen haben!"

Langsam ging ich nun zurück und beugte mich zum Wageninneren. Dabei gab ich mir den Anschein einer Überprüfung von Schäden, von denen ich wußte, daß sie gar nicht da waren. "Treten Sie zurück, noch weiter zurück, damit ich besser sehen kann!" Dabei machte ich ihnen mit beiden Armen Zeichen.

Um mich hören zu können, waren sie zu weit entfernt, gehorchten aber dennoch rein mechanisch. Das Auto startete und ich sprang hinein.
 Der Widerhall von Aktion drang uns in die Ohren. Sie rührte von den Patienten her, die den Kampf in die eigenen Hände übernommen+ hatten. Herr Dr.Perrin, der Pavillonchef, und seines Zeichens verdienter Pseudo-Lacanist, dazu mit dem Direktor unter einer Decke, und Beziehungen zu den Polizeibehörden unterhielt er auch, hatte sich in eine Irrsinns-Wut gesteigert, als er den "Brief einer Patientin an ihren Psychiater" gelesen hatte; denn er meinte - und hatte damit keineswegs unrecht - daß es sich dabei um eine Anstiftung zum Mord handele.
 Er hatte verlautbart, wenn er höre, daß ein Assistent, ein Pfleger oder ein Patient seiner Abteilung das Pech hätte, zum "Kampfkomittee" zu gehören, dann würde er den sobald wie möglich rausschmeißen. Am Tag darauf stand die dicke Susanne, sie, die nie den Mund aufmachte, eine vorsichtshalber als schizophren Etikettierte, im Gemeinschaftsraum auf einem Stuhl, um besagten Brief ins Blaue hinein vorzulesen.
 Auf der Abteilung von Dr.Balvet zieht sich eine junge Schwachsinnige im Verlauf einer Pavillonversammlung einen Tadel zu, weil sie sich geweigert hat, einer Krankenschwester den Kaffee zu kredenzen. (Anzunehmen, daß alles mal wieder so herrlich gelaufen war, daß es einfach nichts anderes zu besprechen gab.) Sie bittet daraufhin um eine Zwangsjacke. Die wird ihr gebracht. Dazu muß man wissen, daß eine jede die Gewohnheit hat, selbst nach der Zwangsjacke zu fragen, wenn sie das Gefühl hat, an der Grenze zu sein und gleich aus der Haut zu fahren. Allgemeine Überraschung: Sie macht sich daran, keine Geringere, als die Chefin persönlich, da hinein zu stecken. Peinliche Stille. Unterdrücktes, schadenfrohes Gelächter bei den Psychologen von der philosphischen Fakultät, die gerade zu Besuch da sind. "Wie weit hat man doch hier die institutionelle Psychotherapie schon vorangetrieben!" Und weder Patienten, noch Pfleger rühren sich.
 Sie wußte es noch, und zwar aus den Zeiten, zu denen man sie selbst hineingesteckt hatte, wie man die Zwangsjacke anzieht. Sie war der Chefin auf die Knie gestiegen, und alles war fertig bis auf den letzten Knoten, als Dr. Balvet, der süße, gute

Papa, der auf den C.G.T.-Versammlungen zu sagen
pflegte: "Schlaft, Ihr Kleinen, Eure Ärzte sind
revolutionär", es nicht mehr aushielt, einschritt,
und der Debilen eine Ohrfeige gab.

*Dr.Balvet kann sich seit letztem Jahr, nachdem
er (1974) in den Ruhestand versetzt worden ist,
nicht bremsen, weiterhin den Clown zu spielen, wo
es doch für ihn viel besser wäre, sich in Vergessenheit zu bringen. Mit Hilfe von Isaac Joseph
und Libération-Lyon hält er Versammlungen in anti-
psychiatrischer Atmosphäre ab, ohne freilich darauf zu verzichten, seinen Ansichten zu Gunsten
von Neuroleptika und Zwangsjacken Geltung zu ver-
schaffen.*

*Übrigens hat mir Isaac Joseph lange in den
Ohren gelegen, um mich dazu zu bestimmen, Auge in
Auge mit dieser alten Wetterfahne daran teilzu-
nehmen. Ich habe diesen Mummenschanz abgelehnt:
Schattenboxen zwischen Sozialdemokraten und Anti-
psychiatern. Isaac Joseph hat mir ein Tonband vor-
gespielt, auf dem der "Doktor" sich über das
Phänomen Hof äußert:*

*"Hof, der kommt doch aus der Groooß-, aus der
Grooooßbourgeoisie. Er schlug sich auf die Seite der
Roten, aber doch nur, weil ihm das nützte, verstehen
Sie, weil ihm das sehr gelegen kam. Wissen Sie,
hinsichtlich dieses Phänomens Hof ist meine Meinung eine äußerst zwiespältige. Auf der einen Seite
sage ich mir: 'Dieser Hof ist, das steht außer
Zweifel, ein Phänomen der Grooooßbourgeoisie'. Und
auf der andern Seite sage ich mir: 'Wir waren
gemeieiein zu Hof. Das einzige Mal, wo wir eine
so reich angelegte Persönlichkeit hatten ..."*

*Was Isaac Joseph betrifft, Soziologieprofessor
und Ex-Maoist, so haben er und die Krankenschwestern von Vinatier nicht gezögert, eine Analyse
über die im Kampf von Vinatier Gefallenen und
über die zugehörigen Ursachen zu erstellen:
letztenendes sind nicht die Patienten revolutionär.
Wären sie nämlich revolutionär, dann wären sie
keine Patienten. Revolutionär in der gegenwärtigen
Phase seien aber die Ärzte. Und der offene Konflikt
von Vinatier sei vielmehr Resultat des offenen
Konflikts zwischen zwei therapeutischen Linien,
nämlich derjenigen von Hof einerseits und derjenigen der Oberärzte andererseits, und nicht Ergebnis des Konflikts zwischen Arzt und Patient.*

Es handelt sich hier wohlgemerkt um denselben Isaac Joseph, der Herrn Dr.Balvet interviewt und voller Hochachtung gleichzeitig für die <u>Irrenwärter</u> (Gardes-fous), für die <u>Temps modernes</u> und für <u>Deligny</u>+ ist.

Gott kannte die Seinen nicht wieder. "Ich hielt diesen Kerl für einen Propheten", hatte Dr.Bonnet, mein letzter Oberarzt gesagt, "bis zu dem Augenblick, als er seine blühende, schizophrene Episode entwickelte". Was die Assistenten betrifft, so stürzten sie in einen Abgrund von Schuldgefühlen und wandten die Grundsätze der institutionellen Psychotherapie auf sich selbst an, "Hof ist ein Symptom unserer Krankheit, unseres Widerspruchs", sagten die Begabtesten.

Damals profitierte ich noch einmal von der Langsamkeit, mit der sich das schwere Metallportal schloß, wenn man unter den Augen der Pförtnerin mit dem verschrumpelten Zeigefinger auf dem Schließen-Knopf ins Innere gelangt war. Ich ging auf den Pavillon Nummer 3, Männer, wo gerade die Pavillon-Vollversammlung der Patienten stattfand, um mich zu erkundigen, warum Jean-Baptiste wieder in die Zwangsjacke gesteckt worden war, nachdem er mit uns zusammen Flugblätter verteilt hatte.

"Guten Tag, Herr Hof", grüßte mich ein Pfleger, der mich kannte, "kommen Sie doch herein. Sie haben vergessen, die Türen zuzumachen."

Die Türen meines 2 CV standen sperrangelweit offen. Um gleich wieder zur Stelle zu sein gehe ich, so schnell ich kann, und schließe sie. Als ich zurückkomme steht der Oberarzt, flankiert von einigen muskelstrotzenden Pflegern auf der Schwelle und sagt ganz außer sich:

"Hof, ich sehe Sie sehr gern, aber nicht hier auf dem Pavillon."

Scheiße, jetzt habe ich mich reinlegen lassen! Ich sage ein Treffen zu, werde aber nicht hingehen und will ins Wohnheim zum Pennen.

Ich sehe, daß Stan seine Tür fest abgeschlossen hat, als auch schon der Wirtschafter und zwei Bullen über mich herfallen, und mich wie einen gewöhnlichen Übeltäter fisseln (leibesvisitieren). War's also nötig, daß Condon die Hauswirtschaft der Klapsmühle bedroht sah, um in dieser Weise seine Kompetenzen zu überschreiten und sie so weitgefaßt

auszulegen!
   War er wegen der Patienten-Petition gegen den scheußlichen Fraß so aus dem Häuschen geraten? Hatte er Angst bekommen, wir würden vielleicht ein bißchen zu tief in seine Schiebergeschäfte mit dem Haus Olida hineinleuchten?
   "Als Sie eintraten war noch eine Person bei Ihnen. Wer war das?"
   Da schießt mir ein verflixter Gedanke durch den Kopf und ich erfinde einfach einen Namen:
   "Er heißt Soundso und ist Patient auf der Männer-Zwo."
   Die Bullen setzen sich in Marsch:
   "Suchen wir ihn."
   "Moment noch! Da möchte ich gern dabei sein", sagt der Wirtschafter und steigt ebenfalls in den Bullenwagen.
   Und es gelingt mir, zwei Bullen und den Wirtschafter, wo doch im Pavillon gerade die Vollversammlung ist, in eine Katastrophe zu stürzen. Denn dort bestehen sie wie die reinsten Inquisitoren darauf, einen Patienten Soundso gezeigt zu bekommen, den es dort noch nie gegeben hat. Sie haben mir den Befehl erteilt, meinen Wagen nicht zu verlassen, und hatten einen Bullen da gelassen, der mich zu bewachen hatte. Ich sah die Patienten, wie sie sich mit beiden Fäusten an die Gitter krallten, um zu sehen, was sich da draußen abspielte. Ich sah auch flüchtig Jean-Baptiste dazwischen. Er war nicht mehr in der Zwangsjacke. Sie stimmten die *Internationale* an. Es wurde Nacht. Aufruhr lag in der Luft.
   Nach den Gefängnissen sind die Kliniken dran. Aber nicht nur die Klapsmühlen.

   Das Gewitter zog sich zusammen.
   Zu seiner Entstehung hatten wir bei weitem mehr beigetragen, als der Psychobullen-Apparat aushalten konnte. In der Caféteria war die Anzahl muskelstrotzender Pfleger verdoppelt worden. Jedes unbekannte Gesicht wurde energisch zum Ausgang hinaus spediziert. Ein Patient, der mit uns zusammen Flugblätter verteilt hatte, wurde aus dem "offenen" in einen "geschlossenen" Pavillon verlegt. Drückend war auch die allgemeine Atmosphäre in Lyon. Dies galt besonders für Freundschafts- und politische Beziehungen. Kein Tag verging, an dem nicht neue

peinliche Sachen passierten. Die einen wanderten
in den Knast, die anderen flippten aus. So wäre
es auch uns fast ergangen. Wir verfügten einfach
auch nicht über die nötigen physischen Kräfte,
um die Kontakte mit den Eingesperrten aufrecht
halten zu können. Und es lag an dieser Ohnmacht,
daß wir all das verloren, was uns zu gemeinsamen
Tun hätte verbinden können.

Und im Übrigen hatten wir uns jede Mitwirkung
von außen, etwa Mitwirkungen des Typs "Rote
Hilfe" verbeten. Bald kamen auch in unseren eigenen
Reihen Gründe für Zwietracht zum Vorschein. Die
einen entwarfen einen Terminkalender für unsere
Versammlungen, die anderen weigerten sich. Ver-
bündete aus unserem nächstem Umkreis wurden eingesperrt. Das Pflaster unter meinen Füßen wurde
von Mal zu Mal heißer. Ich hielt es für besser,
in die Fremde zu gehen.

Mein Weg führte mich durch Heidelberg, gerade
in dem Augenblick, als der erste Prozeß gegen
das S.P.K. stattfand.

*S.P.K.: Sozialistisches Patientenkollektiv.
Vgl. "Aus der Krankheit eine Waffe machen"
(Faire de la maladie une arme) Ed.Champ Libre,
dt. TRIKONT.*

In den Schwurgerichtssaal der Kammer für
Staatsschutz kam man durch einen anderen, kleinen
Nebenraum, wo man sich einer Überprüfung der
Personalien und einer Leibesvisitation zu unter-
ziehen hatte. Dabei war man von Bullen mit Polizei-
hunden umstellt. Tags zuvor waren die drei gefangenen Angeklagten des S.P.K., zuvor zusammen-
geschlagen, auf Tragbahren zum Tribunal geschleppt
worden: sie hatten durchgängig die Weigerung
praktiziert, *mit Vertretern der Klassenjustiz
etwas zu tun haben zu wollen* (deutsch T.A.V.
genannt = Totale Aussageverweigerung). Und in
diesem Zusammenhang waren sie auch darin konse-
quent geblieben, daß sie sich dagegen gewehrt
hatten, selbst tätig zu werden und zum Gericht
der Feinde ihrer Klasse zu gehen. Kaum hatte
man sie aus der Isolationshaft einzeln vorge-
führt, als einer der drei, Wolfgang Huber, mit
einer Transistorenbatterie nach dem Kopf des
Sonderrichters warf. Im Bahnhof Heidelberg und
in den Supermärkten, wie überall in Deutschland
hingen schon die Steckbriefe mit den Paßbildern

von Mitgliedern der "Roten Armee Fraktion" aus, nach denen noch gefahndet wurde. Das Fernsehen hatte eine Sendung ausgestrahlt, in der die Bevölkerung dazu animiert wurde, sich in der Art eines Spiels zur allgemeinen Volksbelustigung mit der Polizei zu verbünden, und nach Mitgliedern der "Baader-Bande" zu suchen. Zu den Regeln dieses Spielchens gehörte auch, daß man seine Aufmerksamkeit besonders auf Wohnungen richten sollte, in denen "viele junge Leute" wohnten und Matratzen auf dem Fußboden lagen. Das S.P.K. und die "Rote Armee Fraktion" war in Deutschland die einzige Organisation, die Totale Aussageverweigerung gegenüber der Klassenjustiz praktizierte.

Am Tag unserer Ankunft hatte der gerichtsvorsitzende Sonderrichter verfügt, daß der Prozeß ab sofort nur noch ohne Angeklagte und Verteidiger abrolle, nachdem sie durch ihr Verhalten die Unzuständigkeit des Gerichts zur vollendeten Tatsache gemacht hatten. Das war auf kleinerer Stufenleiter die Generalprobe zum R.A.F.-Prozeß, der zur Zeit in Stuttgart in einem zur Festung umgebauten Gericht stattfindet. Aber damals hatten die Angeklagten die von ihnen gewählten Verteidiger verpflichtet, zu Hause zu bleiben. Zurückgeblieben waren nur einige verkalkte Winkeladvokaten, vom Gericht bestellt und Zwangsbeischläfer genannt. Ein Prozeß ohne Angeklagte noch Verteidiger, mit lauter in Zivilistenkleidung gesteckten Polizisten als Zeugen, die sich, in die Schranken gerufen, ständig widersprachen. Die Geschichte des S.P.K. war ein Ereignis ohne Vorbild gewesen. In den Anfängen waren vierzig in einer psychiatrischen Universitätseinrichtung Behandelte, darunter Studenten, auf einen Schlag vor die Tür gesetzt worden, nachdem sie zu der Überzeugung gelangt waren und entschieden hatten, daß sie alle groß genug seien, sich selbst zu behandeln, und untereinander in Eigeninitiative Arbeits- und Agitationsgruppen gebildet hatten.

Die Arbeitskreise hatten zu einer in der Tiefe ansetzenden Analyse der heutigen Ursachen für Krankheit geführt. Das S.P.K. entwickelte eine Theorie derzufolge die Naturgewalt von der Gesellschaft als Krankheit verstärkt wiederaufgenommen wird und zwar in Form von Aggressionen, die nur dem Kapitalismus und dessen Zuspitzung als Gesundheitswesen eigen sind.

Der Kapitalismus ist gezwungen, all das in uns
zu zerstören, was mehr ist, als ein abgerichteter,
dressierter, unterworfener Hersteller-Verbraucher,
ist aus Gründen seiner Selbsterhaltung gezwungen,
eine differenzierte Zwangs-Euthanasie (Differentialeuthanasie) gegen jeden von uns durchzuführen;
denn in der angstvollen, fantasiefeindlichen Enge
seiner durchgängigen Warenproduktions- und Zirkulationsverhältnisse kann er die Ware Arbeitskraft,
als die er uns alle produziert hat nicht in sich
befassen und erhalten. Das heutige Gesundheitswesen
ist nicht zum Heilen da, sondern ausschließlich
dazu, jeden Einzelnen zu VERKRÜPPELN, ihn auf die
Ebene der Resignation zurückzuschrauben, ihn zur
Krankheit zu verdammen, und das heißt, seiner Auflehnung die Richtung gegen seine Nerven und seinen
Körper aufzuzwingen.

Aber der Proletarier bringt selbst dann noch,
wenn er seine Arbeitskraft erschöpft und verbraucht hat und krank wird weiterhin Mehrwert
hervor. Er produziert Symptome, eine Produktionsprozeß, aus dem er nicht anders, als noch ausgelaugter hervorgehen kann: Blut, Körpersubstanz
und Urin werden ihm auch noch abgenommen, um sie
durch ebenso kostspielige, wie zwecklose Spezialuntersuchungen in Mehrwert zu verwandeln. Die
massive Ausbreitung von Beruhigungsmitteln und
Neuroleptika in der Bevölkerung ist ein Aspekt
dieser *Differentialeuthanasie*, dem chronischen
Abklatsch der Napalmbombe. In ihrer ersten Phase
ist die Krankheit progressives Moment: es handelt
sich um bewußten oder unbewußten Protest gegen
die Unterdrückung. Um diese Unterdrückung zu reproduzieren, gibt es das Gesundheitswesen und die
Psychiatrie, denn ihre Aufgabe ist es, die Aufmerksamkeit des Kranken von den wirklichen Ursachen seiner Krankheit abzulenken, und sei es
nur dadurch, daß sie die Untertanenbeziehung
Herr-Knecht in der Beziehung Arzt-Patient wiederherstellt.
  Das S.P.K. versichert, daß es der Patient ist,
der Grund hat, Angst zu haben, daß der Paranoiker
allen Grund hat, sich bedroht zu fühlen; denn
das Kapital mordet Tag für Tag und millionenfach.
Das S.P.K. behauptet, daß nirgends sonst, als im
Kampf gegen das, was uns zerstört die abstrakte

Existenz, als eine der Krankheitsbedingungen aufgehoben werden kann, und daß wir von unserem eigenen, individuellen Kranksein absehen müssen, um kollektiv zu erreichen, daß *aus der Krankheit eine Waffe wird*, daß Gegengewalt kollektiv gegen die herrschende Gewalt - Quellpunkt der Krankheit - organisiert werden muß, die uns Tag für Tag zugefügt wird.

Was die Agitationsgruppen betrifft, so waren sie schon ent-persönlicht. Sie trafen sich zu zweien, dreien oder mehreren. Sie versuchten, ihre eigenen Beziehungen zu analysieren, in denen sie bestrebt waren, das auseinanderzuhalten, was daran Tauschwert und was Gebrauchswert war. Denn der Tauschwert maskiert oft den Gebrauchswert Revolution, die ihrerseits den Tauschwert tilgt, weil sie der einzige Gebrauchswert in Totalität ist. So ließ uns beispielsweise eine aus dem S.P.K. wissen, - sie übersetzte uns oft Deutsch in Französich - daß sie immer wieder ihre Fähigkeiten als Übersetzerin ihrer Umgebung vorführe, und so jetzt auch in dieser Begegnung, und zwar als Tauschwert und ganz zweifellos in der Absicht, uns damit zu verstehen zu geben, daß ihr etwas an unserem Zusammensein liege.

Mit Mitgliedern des S.P.K. haben wir uns zur Internationale der Rasenden *Narren* verbündet (vgl.Anhang 2).

Seither haben Vereinigungen des Typs 1901-gegen-Verrücktheit, *Verrückten-Zeitschriften* (cahiers pour la folie) und andere[+] *Irrenwächter* (Gardes-fous) nicht mehr aufgehört, an Umfang und Einfluß zu gewinnen. Aber wir sind inzwischen und dadurch zu der Ansicht gekommen, daß man vermeiden muß, den Kampf unter dem Banner von Verrücktheit und Verstand zu führen, da es sich bei Verstand nicht anders, als bei Verrücktheit, um bourgeoise Kategorien handelt. Die Internationale der Rasenden *Narren* hat sich aufgelöst.

1972 - 1975

Paris

Anhang 1

*Beim folgenden Flugblatt handelt es sich um eine
Informationsschrift, die wir zur Verteilung in
den Fakultäten und Universitätseinrichtungen herausgegeben hatten. Sie fällt in eine ganz bestimmte Phase der Aktion. Nach unserer damaligen Ein-
schätzung der Lage kam es darauf an, die öffentliche Meinung, Presse und "Progressive" anzu-
sprechen und deshalb wollten wir uns einer
maoistischen Ausdrucksweise bedienen.*

*Gérard war zu einem Examen in Psychiatrie
nach Dijon aufgerufen worden. Wir hatten beschlossen zu zehnt bis fünfzehn, Kapuzen über
den Kopf gezogen, als "Narren" verkleidet nach
Vorinformation der Presse dorthin zu gehen und
zu erklären, daß wir alle Gérard Hof seien und
an einer "Persönlichkeitsverdoppelung" litten.
Der einzige Grund für diese Aktion bestand darin, daß sich insbesondere die Graffiti und
Wandschmierereien als sehr leicht löschbar erwiesen, die ganze Affäre folglich ein anderes
Gesicht gekriegt hatte, und schlicht in ein
Gefecht mit Worten ausgemündet war.*

*Desgleichen beantwortet dieses Flugblatt die
Fragen all derer, die schon mal was von "Vinatier"
hatten reden hören, wußten, daß wir da beteiligt
waren und denen es darum ging, zu verstehen. Man
kann dieses Flugblatt für eine Art Grundriß nehmen.*

VINATIER - SCHLUSS MIT DEM MORD AM UNBEWUSSTEN

Rückblende '70: Eine Gruppe Assistenten, Pfleger
und Patienten brechen zum ersten Mal die Verschwörung des Totschweigens in der Klapsmühle und
weisen in aller Öffentlichkeit auf die Ausbeutung
der Patienten in Vinatier hin, indem sie sich
zum "Arbeitskreis zur Untersuchung der Arbeitstherapie" zusammenschließen.

Beginn '71: Die Agitation wird fortgeführt.
Die gleiche Gruppe schließt sich einer Protestbe-
wegung gegen die Verhaftung von "linken" Kindern
im Kinderdorf an. Durch die Verhaftung sollen
Kinder als politische Geiseln mißbraucht werden.

Zum ersten Mal in der Geschichte von Vinatier
kommen Bullen in die Klinik. Dies im Gefolge
eines Überfalls auf das Hilfsschulheim für Jungen im Kinderdorf. Dem stillschweigenden Einver-

ständnis zwischen Behörden, Polizei und Gewerkschaft: die Maske heruntergerissen.

Rückblende '71: Eskalierung. Gérard Hof, wissenschaftlicher Psychiatrieassistent, nimmt mit Patienten zusammen die Mauern des Assistentenwohnheims unter Beschuß. "Irrenwächter, stoppt Euer Komplizentum", "Morgen steht Eure Kinderstube Kopf", "Ich kanns mit Mädchen nicht von vorn", "Bewaffnet die Patienten", usw. Polizei-Vorladungen - Vorführungsbefehl gegen Hof unter der Anschuldigung der Sachbeschädigung an öffentlichen Gebäuden - Behörden und Oberärzte verbünden sich gegen ihn zu einer Diffamierungskampagne (drogensüchtig, schizophren), genau zum Zeitpunkt, als der Präfekt seine vorläufige Entlassung bis zur künftig zu erwartenden Verurteilung durch ein Disziplinargericht beschließt.

Praktische Maßnahmen: Vorläufiges Verbot zu behandeln und weiter im Heim zu wohnen. Jaquelin, der Direktor, vermengt mißbräuchlich vorläufige Entlassung und Hausverbot miteinander, und nimmt so Entscheidungen des Disziplinarausschusses vorweg, in der Hoffnung, durch diese "ganz alltägliche" Maßnahme die Agitation noch im Keim ersticken zu können.

Flammender Gegenschlag: Alle Mauern der Irrenanstalt werden mit Graffiti bemalt, die die Psychiatrische Unterdrückung denunzieren, und den Konflikt auf eine entschieden politische Ebene heben.

- Die Behörden werden verrückt: Paßkontrollen, wilde Rauswürfe (Pfleger, die aus dem Wohnheim geschmissen werden), Einschüchterung gegenüber Assistenten (Drohungen mit Entlassung). Allzu vorsichtige Antworten der Gewerkschaften auf verschiedene Flugblätter des Kampfkomitees.

- Zweifellos zum ersten Mal in der Geschichte der Klapsmühle wird eine "Zeitschrift" zur Information direkt an die "Untergebrachten" verteilt. Diese Verteilung führt einen Beziehungszusammenhang ein, der das Verhältnis Normaler - Verrückter gegenständlich aufhebt.

- Wenig später verteilen die Kranken ihrerseits heimlich ein Flugblatt, in dem es gegen das Essen in der Klapsmühle geht.

- Die Assistentenschaft, die dem Kampfkomitee zugerechnet wird muß damit rechnen, daß ihr der Brotkorb höher gehängt wird.

- Inzwischen schlossen die Patienten die Essensbereitung der Zentralküche kurz und machten einen Versuch, dort selber eine Parallelküche einzurichten. Einige Pfleger unterstützten diesen Versuch heimlich, und das Kampfkomitee half von außen.
- Nach Aufforderung durch den Bevollmächtigten informiert der Untersuchungsrichter Hof darüber, daß ihm zur Auflage gemacht wird, eine Psychiatrieprüfung in Dijon abzulegen, nachdem die "Kollegen" aus Lyon alle abgelehnt hätten.

Worum gehts also?

Die Sturmglocken des Aufstands haben geläutet. Die Zeit, das Schicksal in die eigenen Hände zu nehmen, ist gekommen, und die Zeit ist gekommen, uns gegen all die zusammenzuschließen, die versuchen, uns immer noch glauben zu machen, daß die "Geisteskrankheit" eine Krankheit ist, und daß sie demzufolge "behandelt" werden kann.

Wir alle versichern, daß die "Verrücktheit" nur Bestandteil des herrschenden Chaos und diesem zuzurechnen ist, einem Chaos, das uns täglich aus unserer in Auflösung begriffenen Gesellschaft heraus angreift, einer Gesellschaft, die in ihr Verderben rennt (ein Verderben, das auch das unsere ist).

Es ist völlig VERRÜCKT, in unserer Überflußgesellschaft hungern zu müssen.

Es ist völlig VERRÜCKT von der Belegschaft, an die Kette gelegt zu arbeiten.

Völlig VERRÜCKT sind all diese glitzernden Autoschlangen mit nur einer einzigen Person in jedem Auto drin.

Es kann nur zum SCHWACHSINN führen, wenn man in großen, wüstenhaften Wohnbezirken lebt, zwei Stunden Fahrzeit vom Arbeitsplatz entfernt.

Wir haben die Nase voll, daß unsere Kinder auf großen ASPHALTIERTEN Kinderspielplätzen abgestellt werden, in der Absicht, sie daran zu hindern, Wurzeln zu schlagen.

Wir haben ENDGÜLTIG DIE SCHNAUZE DAVON VOLL, verplanzt, transplantiert zu werden, wie es schon mit unseren Eltern gemacht wurde.

Wir verweigern uns dem VERWÜSTETEN LAND und der WÜSTENSTADT.

Der zum "Geisteskranken" Erklärte ist in Wirklichkeit ein WIDERSTANDSKÄMPFER. Und wer denn sonst, als die Klugscheißer, kann sein Gehirn den Kapitalisten verkaufen, denen also, die die Anderen stets noch zum Hungern zwingen. Wir werden uns nicht Ruhe noch Rast gönnen, die Irrsinnsträume und das Alpdrücken dieser gemeingefährlichen Verrückten zu kontrollieren, denn sie sind dazu fähig, sich gegen uns noch ANDERE wissenschaftliche Sauereien einfallen zu lassen, namentlich die BAKTERIOLOGISCHE BOMBE (Vietnam), die ATOMBOMBE, die NEUROLEPTIKA, die INSEKTENVERTILGUNGSMITTEL, die ENCYMDEFEKTE, mit denen sie unsere Meere kaputt machen.

WIR HABEN KEINEN PLANETEN ZUM UMTAUSCHEN. Allerhöchste Zeit, unser Schicksal in die eigenen Hände zu nehmen, indem wir uns FREI auf die Seite des LEBENS stellen.
SCHLUSS MIT DER LÜGEREI.

Unsere Gewalt galt zunächst diesen käuflichen Wachhunden des Systems, das heißt unseren geliebten Oberärzten, Psychiatern, Antipsychiatern und anderen Bauchladenhändlern in Sachen Illusion. Unsere Gewalt galt zunächst auch den Behörden, von denen diese Wachhunde sich wie von Höllenhunden schützen lassen und deren Schwachsinn so weit geht, den Anspruch erheben zu wollen, darüber zu entscheiden, ob wir normal oder verrückt sind, ob wir uns rentieren und genug einbringen, deren Schwachsinn also so weit geht, uns wieder in den hirnlosen kapitalistischen Teufelskreis mit seinen Fieberfantasien zu zwingen. Schluß mit ihrem armseligen REALITÄTSPRINZIP, das sowieso schlechterdings unvorstellbar geworden ist, seit die Wirklichkeit RELATIV geworden ist, und dies sogar auf streng wissenschaftlich.

Wir werden die Macht gewinnen, schneller zu sein.

Wir werden mehr Vorstellungskraft und gerissene Schläue entwickeln als diese Macht. Und dies so lang, bis sie total ausgelöscht ist.

Es lebe die Utopie!

Kampfkomitee Vinatier.

Dieses Flugblatt ist nie verteilt worden. Weil nicht alle Genossen mit dem Schlußteil des Flugblatts einverstanden waren, wurde es nochmals in veränderten Form abgezogen, ist aber dennoch im Archiv liegen geblieben. Der zweite Teil, den Gérard auf einen Schlag herausgegeben hatte, ist Leitartikel in der zweiten Nummer der Revue geworden.

Anhang 2

FÜR EINE INTERNATIONALE DER RASENDEN NARREN

Es ist kein Zufall, daß Gruppen aus verschiedenen Nationen sich seit dem Prozeß gegen das S.P.K. in Heidelberg getroffen haben. Jede dieser Gruppen hat auf ihre Art, aber mit Krankheit als zentralem Bezugspunkt die theoretische und praktische Kritik des kapitalistischen Systems aufgenommen.

Es ist kein Zufall, wenn revolutionäre Kräfte auf dem Feld des Gesundheitswesens in Bewegung kommen, auf einem Feld, das von Grüppchen und Parteien, die sich dem Marxismus-Leninismus, dem Maoismus und dem Gewerkschaftswesen zugehörig fühlen, bestenfalls als Tummelplatz für Randgruppenstrategien abgetan wird.

Es ist kein Zufall, wenn man überall in den sogenannten "zivilisierten" Ländern Existenzkämpfe ausbrechen sieht, so die wilden Streiks, die den Rahmen der Forderungen nach Lohnerhöhung überschreiten, sporadische Erhebungen von Banden Jugendlicher aus der Arbeiterklasse, Gefangenenaufstände, Gehorsamsverweigerung im Militär, Desertionen, Meutereien im Heer, Mietstreiks, Häuserbesetzungen, Schülerbewegungen, Bewegungen zur Frauenbefreiung, revolutionäre Internationale der Homosexuellen usw.

Diese Kämpfe sind Teil einer unbezwingbaren Bewegung. Was sie alle gemeinsam haben ist, daß sie die Unterdrückung im Alltag angreifen. Allein schon die Existenz dieser Bewegungen ist die mit Händen zu greifende Verurteilung der althergebrachten Formeln der Opposition, die allesamt ihre Wirkungslosigkeit bewiesen haben, wo nicht gar allzu oft ihre komplette Kehrtwendung hin zur Beteiligung an der Herrschaft des Bestehenden.

Die unaufhebbare Unzufriedenheit pflanzt sich fort und höhlt das Machwerk Überflußgesellschaft aus. In dem Maß, wie diese Existenzkämpfe sich immer mehr auf Grundsätzliches beziehen, sich radikalisieren, finden sie ihre Sprache und münden in eine allumfassende Forderung aus. Der Revolutionskampf wird heute an allen Fronten geführt.

Und es ist kein Zufall, wenn diese aus der Enteignung des Alltags aufsteigenden Kämpfe Kenntnis vom Mangel nehmen, das heißt von der körperlichen und psychischen Verelendung als einziger Möglichkeit, in der kapitalistischen Gesellschaft zu überleben. Die Medizin des Kapitals redet dann von Krankheit. Aber wir sagen, daß die Krankheit nichts ist, als die Bezeichnung für Ausbeutung und Wiederkehr des Mangels, und dies ist kein Zufall mehr.

Die Theorie des S.P.K. faßt diese Erscheinung in folgender Formel zusammen: Krankheit ist Voraussetzung und Resultat des kapitalistischen Produktionsprozesses.

Die Psychiatrie und ihre spätkapitalistische Form Antipsychiatrie sind die letzte Antwort der Bourgeoisie auf dieses Bemerken des Mangels, dessen Bedeutung, nichts anders als seine Tragweite ihr unbegreiflich bleibt.

All diese Bewegungen sind eine Antwort auf die Fortentwicklung des Monopolkapitalismus und auf die aktuellen Formen des Ausbeutung. Der Ausplünderung der dritten Welt entspricht im Innern der kapitalistischen Länder ihrerseits die verstärkte Anpassung aller Bereiche des menschlichen Lebens an die neuen Gesetzmäßigkeiten dieses Monopolkapitalismus. Das heißt: dieser Monopolkapitalismus ist auf absolute Rationalisierung angewiesen.

Diese Mußvorschriften manifestieren sich durch die Vertiefung der Ausbeutung und die fieberhafte Suche nach neuen Märkten. Bei all dem werden die Frustrationen und Enttäuschungen, wie sie schon in Familie und Schule begonnen haben und durch eine Verunsicherung, die nie zum Stillstand gekommen ist fortgesetzt wurde, fortgesetzt wurde auch durch das Gleichgewicht des Terrors mit Drohungen, Einrichtung und Kontrolle der Freizeit, diese Frustrationen und Enttäuschungen werden in den Kernbereich des Ausplünderungsverhältnisses verrückt.

Diese Imperative und Gebote mit Zwangscharakter fordern auch die Rationalisierung des überlieferten Ordnungsgefüges: Gemeinsamer Markt, in dessen Konsequenz die Grenzen fallen, die Kleinhändler zu Gunsten der großen Verkaufsketten unterdrückt werden, endgültiger Untergang der kleinen und mittleren Unternehmen, Verwüstung des landwirtschaftlichen Sektors, Umbrüche im Erziehungswesen, Siebereien im Schulwesen, den Staatsgymnasien, der Justiz, modernes Leben in der Stadt und sozialpsychiatrischem Sektor.

Die Bereiche, die nicht unmittelbar rentabel

waren, wie beispielsweise Asyle, wurden dessenungeachtet nach Maßgabe ihrer Rentabilität veranschlagt. Große Industrieunternehmen richteten auch dort Zweigbetriebe ihrer Werkstätten ein.

Dies alles im Rahmen der Arbeitstherapie. Damit auch noch die allerletzten Restbestände an Arbeitskraft von Patienten ausgebeutet werden.

In dem Maß, in dem die Krankheit zum "Normalzustand" wird, werden die Landeskrankenhäuser, Asyle, Klapsmühlen und dergl. in Industriebetriebe verwandelt, und die Fabriken werden psychiatrisiert. So wird die systematische Austeilung von Tranquilisern und dergleichen Gefühlbremsern an die Arbeiter immer mehr sozusagen gängige Münze. Diese Gefühlsbremsen sollen die Schwelle, bis zu der man die Arbeitsbedingungen ertragen kann, noch ein Stück weiter anheben und die Aggressionen dämpfen, zu denen diese Arbeitsbedingungen führen.

Die durch Regierungsgesetze verordnete generalstabmäßige Ausbreitung der Psychiatrie auf die Wohnbezirke, eine generalstabsmäßige Unterteilung dieser Stadtbezirke in Sektoren, die den jeweiligen Polizeirevieren übergestülpt werden, zielt darauf ab, gleichsam experimentell-labormäßig zu erforschen, wie im Einzelnen eine Gesellschaft von psychiatrisch kontrollierten Freizeitverbrauchern machbar ist. Es handelt sich dabei um die letzte Ausgestaltung einer Hygiene für Heim und Herd, die unter polizeilichem Vorzeichen für Humanismus steht. Kleine Unebenheiten und Mängel, die sich aus der so gearteten Verflechtung von Psychiatrie und Polizei ergeben, werden schon bald durch die Wendigkeit fliegender Spezialkommandos ausgeglichen sein (*Social Intervention Team*, Holland; Schizo-Analyse, Frankreich). Diese Maßnahmen dringen Hand in Hand mit monopolisierten Informationen (Fernsehen - Radio) und mit dem Polizeinetz des totalen Staats in der modernen Verstädterung in die Massen ein.

Im Blick auf die Automatisation ist für heutige Verhältnisse anzunehmen, daß die Ausbeutung der Muskelkraft Schritt für Schritt zu Gunsten der Ausbeutung des Nervensystems an Notwendigkeit und Bedeutung verlieren wird. Die Durchhaltekraft wird immer mehr zur Sache der Nerven - um nicht zu sagen der Psyche - und nicht des Körpers überhaupt. Die gesetzlich geregelte Dauer des Arbeitstags soll dadurch erhalten bleiben, während unter der Hand die Ausbeutung durch Raffen der Arbeitsabschnitte, die Kontrolle der für die jeweilige Produktion erforderlichen Handgriffe mit der Stoppuhr, verstärkt wird.

Diese Ausbeutung der Nervenkraft setzt sich auf der Ebene der Zeit und der Transportbedingungen fort, seien sie nun individuell oder kollektiv (Verkehrsstockungen, überfüllte Busse, Metros während des Stoßbetriebs, Vorortzüge, Lärm, Gedränge, etc.). Dabei ist an den Energieaufwand, ist an die Erniedrigungen und an die totgeschlagene Zeit, die der Einzelne erbringen muß, noch nicht einmal gedacht, an all die gleichsam polizeimäßigen Vorschriften, die als der Situation angemessen eingestuft sind. In dergleichen Vorschriften ist das ganze Leben in all seinen Bereichen in Form von Papieren, Erlassen, endlosen Schlangen an Schaltern von Ämtern in Regeln gefaßt, die man einhalten muß, wenn man haben will, was einem "nach dem Gesetz" zusteht (Sozialversicherung, Kindergeld, Arbeitslosenunterstützung usw.).

Die Ausbeutung der Nervenkraft tritt übergangslos in ihrer Hohlform in Erscheinung, achtet man nur einmal auf die gleichförmig und sich unaufhörlich wiederholenden geometrischen Formen der Zement- und Betonwohnklötze in Stahl und Glas, zum Standard erhobene Langeweile, in der die einzige Abwechslung vom unterschiedlichen Marktwert der verschiedenen Materialien herrührt, der sich in dem spiegelt, was man für "Abwechslung" halten könnte. Alles ist dabei so geplant und angeordnet, daß nichts läuft. Alles ist dabei so vorgeplant und angeordnet, daß das Fehlen gesellschaftlichen Lebens, wie es der Apparat jedem einimpft, eine höllische wechselseitige Kontrolle ins Spiel bringt, in der jeder, nach Maßgabe dessen, was die Leute zu meinen und zu denken und zu tun gezwungen werden, sich und den anderen beobachtet, ob er auch ja aus dem kleinkarierten Rahmen fällt[+]. Die einzige noch erlaubte und noch mögliche Unterscheidungsmöglichkeit ist der Preis, sei es derjenige vom Spielzeugauto der Kinder, sei es derjenige von anderweitigen Zeichen des Reichtums jenseits von Kredit- und Glaubwürdigkeit.

Die Primärausbeutung, aus der die Ware hervorgeht, bringt gleichzeitig auch die Enttäuschung und Frustration hervor. Und zwar diese ebenfalls als Ware. Es pfropft sich also auf sie ein neuer Markt auf, indem nämlich diese Frustration zu einem neuen Investitions- und Spekulationsfeld einer Traum- und Bedürfnisindustrie wird. Sie wird zur Geburtsstätte eines ins Ungeheure aufgeblähten "Tertiärsektors", der den ganzen Sektor der Wiederherstellung und Erholung der Arbeitskraft in tauschgesellschaftsfähige Warenform bringt und verwaltet. Direkter Abfall dieser Freizeitindustrie sind beispielsweise die Verbreitung und Mythologisierung der Freizeitzivilisation. Die fehlende Befriedigung und Frustierung der einfachsten Bedürfnisse als Voraussetzung und Resultat des Warenkreislaufs in Herstellung und Verbrauch, bringt auf diese Weise den verängstigten Konsumenten hervor, dem man alles weis machen kann, dem man die einfachsten und elementarsten Wünsche verfälscht, atomisiert und in Stücke hackt. Dieser ewige Warenkreislauf bringt auch das gespensterhaft geschichtslose Vexierbild dieser Wünsche in immer gleicher Wiederholung hervor. Alles, was immer der Verbraucher konsumiert, ist sich darin gleich, daß es ihn hungriger und unbefriedigter zurückläßt, als er vor dem "Genuß" war. Und daher kommt der bekannte Teufelskreis süchtigen Superkonsums.

In diesen Zusammenhang gehört auch der Gewinn, den das System aus der Hemmung und graduellen Zerstörung der Sexualität im Einzelnen und bei allen, längs der geschichtlichen Entwicklung zieht, ein Verbot, aus dem die Unterdrückung der Bedürfnisse, Wünsche, Wachträume, Fantasien und Vorstellungen in ihrer Gesamtheit aufsteigt, ein Gesamt das, wäre es nicht Kummerform, die Tendenz in sich trüge, aktiv und bewußt die Geschichte umzugestalten, das heißt, die Schranken setzenden Zwänge von Natur und Gesellschaft niederzureißen.

Dem von Verbrauchsgütern überfließenden Markt entspricht an allen Ecken und Enden ein weitgespanntes Netz der Reklame, bei der es sich um nichts anderes handelt, als um ein wirkliches Werkzeug politischer Propaganda, gesättigt mit dem Giftkeim der Gewaltideologie, die nur den einen Zweck verfolgt, ein Verhalten des Wettbewerbs und der schaustellerhaften Konkurrenz nach dem Zuschnitt der letzten Mode zu fördern. Die käuflich erworbene Ware schafft nach Form und

Substanz neue Weisen kulturellen Verhaltens, die
zur Grundlage der Herstellung neuer käuflicher
Waren werden, denen ihrerseits wieder neue versteinerte Formen und Stereotype sogenannter Kultur
entsprechen. Dieses seriell-seriöse Nacheinander
führt so ganz nebenbei das Raffinement von Bespitzelung und Kontrolle jenseits all dessen, was
auch nur möglicher Gegenstand dessen werden kann,
was man weiß, dem Höhepunkt seiner Vollendung entgegen.

Die öffentliche Meinung in ihrer so amtlichen,
wie veröffentlichten Form stellt die Gebrauchsanweisung, das Kochbuch sozusagen, für jede Kleinigkeit im Alltag bereit. Sie zwingt uns ihr Verhaltensmodell bis in die innersten Eingeweide und
all unsere sonstigen Innereien auf. Das filmechte
Ficken nicht anders, als die Gewaltausbrüche am
leinwandsparenden Leitfaden vorfabrizierter Gewaltdarstellungen in Farbe wie Fahllicht sind
Ausdrucksformen derselben kapitalistischen Krankheit im Medium der Massen.

Die bildhafte Darstellung ist zu einer Art
Universal-Dietrich geworden, mit dem der brave
Bürger entschlüsselt, was heutzutage die Art des
feinen Mannes ist, die sich sehen lassen kann.
Und das Schloß, das er wie ein Eingeborener aus
der Kolonialzeit bestaunt, ist das Mittelklassenideal des *american way of life*.

Die teilweise Anwendung der Technik, oder, genauer ausgedrückt, die des sozial-ökonomischen Zusammenhangs, der die Tätigkeit des Menschen bestimmt, hat bis heute die Bedingungen, die zu Leiden
und Tod führen, quantitativ vermindert. Aber
gleichzeitig ist der Tod, vergleichbar einer unheilbaren Krankheit zur Dauereinrichtung im Leben
eines jeden geworden.

Im selben Maß, in dem die Mittel der Technik
die naturgegebene Entfremdung (Epidemien, Hungerkrisen) zum Verschwinden gebracht haben, hat diese
Technik, deren Bestimmung es war, die Natur zu
überwinden, einen Funktionswandel unter dem Zwang
der Profitmaximierung erfahren, und ist im Zug
der steigenden Anhäufung und Konzentrierung des
Kapitals zum krankheitserregenden Faktor geworden.
Aber die raffende Realität dieser Produktion, weit
davon entfernt, je zwischen Nutzen und Nachteil
entscheiden zu können, und tatsächlich unfähig,
ihre eigenen, wahren Möglichkeiten erkennen zu

können, *von denen sie vielmehr überhaupt nichts erkennen will*, diese raffende Realität hat es nie geschafft, sich in Vergessenheit zu bringen. Und neuerdings kommt sie in Gestalt der Umweltzerstörung zum Vorschein.

Die Umweltverschmutzung ist also ein vordergründiges Übel bougeoisen Denkens.

Es handelt sich um das höchste Stadium *substanzgewordener Ideologie* bei dem ganzen Umweltdreck, um die *wirklich in Giftform* erfolgende Preisgabe der Ware, und um den wirklich erbärmlichen Abfall, der nichts anderes ist, als diese Prunk-und-Protzgesellschaft selbst, sie sich einmal eingebildet hat, im Wohlstand zu glänzen.

Umweltverschmutzung und Proletariat sind heute die beiden zusammengehörigen und mit Händen zu greifenden Eckpfeiler der Kritik der *politischen Ökonomie*.

Krankheit ist der kritische Schnittpunkt, in dem Proletariat und Umweltzerstörung in eins gesetzt werden.

Und so kommt es, daß das Proletariat im eigenen Fleisch und Blut die Umweltverschmutzung erfährt, wie sie sich in der Entwicklung der Symptomatologie unbestimmter Sorge und Angst Ausdruck schafft, die kein ärztlicher Fachmann richtig diagnostizieren kann, weil sie schlechterdings nicht anders greifbar, schlechterdings nicht anders begreiflich zu machen ist, als in Kategorien der politischen Ökonomie. Das Kapital verteilt die Lebensdauer nicht anders, als es alle anderen Vorrechte auch verteilt, und die Analogie zwischen dem Preis der Ware Arbeitskraft und dem Wert des sie tragenden Lebens ist keine Sache der bürgerlichen Logik. Sie ist blutige, um nicht zu sagen dialektische Wahrheit und Wirklichkeit. Es gehört denn auch zur Wahrheit dieser Analogie, daß der Faktor Ver-alten (kalkulierter und in das Erzeugnis eingebauter Verschleiß in der Absicht baldmöglichst zum Erwerb eines neuen Erzeugnisses zu zwingen, wenn das alte kaputt gegangen, oder unmodern geworden ist), daß dieser Faktor Ver-alten mit zwingender Notwendigkeit auf die Ware Proletariat übertragbar ist, weil er durch die herrschenden Verhältnisse ständig auf die Ware Proletariat angewendet wird.

Dies alles, um dem Kapital im Allgemeinen noch größere Profite zu garantieren, dem Kapital, das das Menschenmaterial abrichtet und auf Eis legt,

das Menschenmaterial, dessen Arbeitskraft es nicht
ausbeuten kann, sei es, daß diese Arbeitskraft bis
auf Hülle und Hülse ausgesaugt ist, sei es, daß sie
sich weigert, sich zu verkaufen, nicht anders ausbeuten
kann als dadurch, daß das Kapital sich das
Recht vorbehält, diese Ware Arbeitskraft je nach
Marktlage zu reparieren, oder zu liquidieren. Das
Kapital macht im Überfluß vom Verschleiß Gebrauch,
den es bei der Schaffung neuer Märkte für die
medizinische, chirurgische und Arzneimittelindustrie
unmittelbar mitgeschaffen hat, wobei es sich
gerade bei letzterem um einen handelt, der den
Höhepunkt seiner Entwicklung noch längst nicht erreicht
hat (Spritzenelektronik[+], chemische Industrie).

All dies zum größten Gewinn der Lumpen des
Systems, insbesondere der Ärzte, Psychiater und
Antipsychiater, die für dieses System Arzneien verbrauchen
lassen und Propagandaparolen unter der
Maske ärztlicher oder psychiatrischer Information
und in der Fachliteratur ausgeben.

Und so finden sie sich wieder, der Patient und
der Sozialarbeiter, und zwar gänzlich eingefügt in
den Kreislauf von Herstellung und Verbrauch, wobei
der Patient darüberhinaus auch noch Versuchskaninchen
wird, besonders im Bereich von Landeskrankenhaus
und Sozialpsychiatrie. Sein Symptom
wird ausbeutbares Produkt, wie seine Arbeitskraft
in der Fabrik. Blut, Körpersubstanz und Urin werden
ihm abgenommen und verarbeitet zwecks Gewinnung von
Mehrwert.

Die Entwicklung psychotroper Substanzen auf der
Grundlage von LSD und dergleichen, eine Entwicklung,
die nicht zufällig mit der Entwicklung von
sektorialer - sozialer - psychohygienischer - poliklinischer
- ambulanter - amuraler[+] und beratender
Psychiatrie, wie überhaupt mit der Entwicklung
all dessen, was sich neuerdings unter dem Vorzeichen,
für "seelische Gesundheit" da zu sein,
breit macht (vgl.auch: Zentralinstitut für seelische
Gesundheit Mannheim) - diese psychotropen
Substanzen verwirklichen endlich den Traum der
kapitalistischen Gesellschaft, nunmehr die alles
steuernde Substanz in Händen zu halten, die zugleich
und in der Auswirkung die Ware ist, ihr
Produktionsverhältnis und Kontrolleur.

Die Trennmarke zwischen Verstand und Verrücktheit,
Aufrichtigkeit und Verbrechertum ist der

letzte Angelhaken der Ideologie, den die Bourgeoisie voller Verzweiflung auswirft, um Proletarier, soweit es ihr gelungen ist, sie ihren Interessen gleichzuschalten zu sich herüber zu ziehen. Diese Demarkationslinie soll dazu gut sein, jede praktische Kritik zu entschärfen, sie für das System zurückzugewinnen und zu isolieren. Dasselbe gilt für jede der sogenannten abweichenden Handlungen, die sofort in psychiatrischen und juristischen Kategorien *dingfest* gemacht werden (schwererziehbare Kinder, abnorme Persönlichkeiten, Psychopathen, Schizophrene, Verbrecher).

In der Krankheit kommt das gebrochene Leben zum Ausdruck und die Unfähigkeit, in dieser Gesellschaft zu leben. Indem der Tod sich in das Leben eines jeden wie eine unheilbare Krankheit als Dauereinrichtung einnistet, ist der Unterschied zwischen gesund und krank nichts weiter mehr als eben der Unterschied, den nur ein aus seinem Zentrum herausgefallenes verrücktes Denken machen kann. Ein ganz im Magischen befangenes Denken vom Kaliber und der Qualität der Götzendiener und anderer "Fetischisten". Denn vom Unterscheidungsmerkmal "Gesundheit" ist inhaltlich nichts geblieben, es sei denn ein Wort zur Umschreibung für Resignation und Anpassung.

Die Geisteskrankheit gibt es nicht. Sie ist ein bequemer Ausdruck, um diejenigen aufs Abstellgleis zu verfrachten und ins Abseits zu stellen, bei denen es sich um Betriebsunfälle im Rahmen der von jedem erzwungenen Identifikation mit dem herrschenden System handelt. Man findet darunter sowohl Extremisten als auch Rollenfanatiker. Man findet da aber auch jene, die für jede an sie gestellte Forderung, eine Rolle zu spielen nur Hohn und Spott übrig haben und die Rollenverweigerer überhaupt. Die ihnen zugefügte Isolation ist das Merkmal, das dazu dient, sie auf immer zu verdammen.

Mit der Krämergesellschaft und dem Finanzkapital ist der Rationalismus aufgekommen. Wenn er das dialektische Denken, mit dem er gleichen Ursprungs ist schon bald völlig in den Hintergrund gedrängt hat, dann deshalb, weil das alleinige Feld, auf dem der Rationalismus etwas kapieren kann, das Feld der abstrakten Räumlichkeit ist. Die Domäne der Dialektik hingegen ist die konkrete Raum-Zeitlichkeit. Der Rationalismus, als ein geschwächtes

Denken im Umkreis steriler Krämermentalität, wurde von den Philosophen des aufgehenden Kapitalismus endgültig jedem Denken eingeimpft. Das hat seinen Grund darin, daß der abstrakte Raum genau die zum Kapital passende Hohlform abgibt - denn beide sind völlig undialektisch - . Das Wesensmerkmal der Hohlform abstrakte Räumlichkeit nicht anders, als das Wesensmerkmal der Kapitalbewegung ist die Quantität, wie überhaupt alles, was zählbar ist und sich darin erschöpft, zählbar zu sein. Und es hat sich schnell gezeigt, daß diese Zählerei in Ausschließlichkeit die "Bewegungen" des Kapitals vollendet zu bestimmen und zu erfassen geeignet war. Das Kapital seinerseits hatte und hat demzufolge allein Grund, sich für zeitlos ewig zu halten, denn es gehört ja zu den grundlegenden Voraussetzungen von Krämerkapital und zugehöriger Krämerphilosophie (Rationalismus) von Zeit und damit Veränderungen abzusehen, und sich den wahren Grund dieser Absicht nicht anmerken zu lassen. Nichts anderes steckt hinter der berühmten Reduktion der Zeit auf den Raum.

Ganz im Gegensatz zu diesem Krämerrationalismus in all seinen scientistischen, positivistischen, empiristischen Spielarten ist dialektischen Denken Sache des Kommunismus, dessen Feld dasjenige der Raum-*Zeit*lichkeit ist - denn bei Zeit handelt es sich um eine durch und durch dialektische Dimension, den anschaulichen Begriff als Elementarbewegung -, und sein Merkmal ist die Qualität (also nicht die Geldzähl- und Pillendrehbewegung, sondern die Übersetzung des Wesens in Erscheinung). Und daher die Rede vom dialektischen Sprung der Quantität in die Qualität bei der Revolution. Von daher zeigt sich in aller Deutlichkeit, daß in dem Maß, in dem die tatsächliche "Bewegung" des Kapitalismus den Wert seines wirklichen Inhalts entleert, auch der ganze rationalistische Entwurf bis zur völligen Substanzlosigkeit ausgehöhlt wird. Hierin und nirgends sonst liegt der Grund für die so oft bejammerte "Aushöhlung der sittlichen Werte überhaupt". Handelt es sich doch eindeutig um eine Aushöhlung der kapitalistischen Gesellschaft selbst und aus eigenen Mitteln dieser kapitalistischen Gesellschaft und zwar im genau marxistischen Sinn der Wortbedeutung Aushöhlung, Zusammenbruch usw. Diese Entwicklung erklärt unter anderen Phänomenen die ungeheure Entwicklung und den ungeheuren zahlenmäßigen Anstieg der "Geisteskrankheiten", bei denen es sich um nichts, als um die mit Händen zu greifende Kritik des saft- und kraftlosen kapitalistischen Rationalismus handelt und die durch nichts gerechtfertigten und erklärbaren Schranken, die er in freier Willkür setzt. Vom Standpunkt des Kapitalismus aus wird das Denken im künfigen Kommunismus als unverständig, irrational erscheinen und die kommunistische Gesellschaft, als die Gesellschaft der Unverständigen, Nicht-Rationalen, der Verrückten und Narren. Es ist denn auch alles andere, als übertrieben und es ist vielmehr völlig wahr, wenn ein r sagt, daß alles Verständige konterrevolutionär ist, und sich entsprechend verhält.

Es kann nicht unsere Absicht sein, an dieser Stelle alle krepierten Hunde auf den Tisch zu legen. Was hier noch folgt, sind einige grundlegende, banale Selbstverständlichkeiten und Alltäglichkeiten, wie sie sich seit Mai '68 endgültig und ein für allemal bestätigt haben und zugegeben werden.

Man komme uns nur ja nicht mit der verbürgerlichten Arbeiterklasse und mit dem Verschwundensein des Proletariats. Das Proletariat sind wir. Wir sind es, die vom Klassenkampf reden, und wir sind es, die aus eigener Erfahrung wissen, was das ist. Denn wir haben den Klassenkampf direkt und unmittelbar im Alltag erfahren, und zwar als Arbeiter, als Jugendliche, als Homosexuelle, als Frauen, als Obdachlose, als Kinder, als Heterosexuelle, als Kranke, als Schüler, als Familienmütter, als Verknastete, als Fabrikarbeiter ... als Vereinzelte.

Der Proletarier heute ist der, dessen Leben fremdbestimmt ist und der das weiß.

Jede Produktion ist der Ausplünderung unterworfen, und alles was wir tun ist Produktion.

Die Ausbeutung des Menschen durch den Menschen existiert in allen Lebensbereichen, in jedem Augenblick, überall um uns herum und in uns drin. Wir erkennen sie sogar in unserem Inneren, sobald wir uns des Bullen bewußt werden, den sie uns in den Kopf gesetzt haben. Um ihn da heraus zu schmeißen müssen wir alle uns entgegenstehenden, alle Bullen uns gegenüber überwinden. Die staatlich geprüften und die anderen.

Die Front geht nur aus dem Kampf hervor, und

nur der Kampf kann die Trennwand errichten, von
der aus deutlich wird, wer vor, und wer hinter
der Barrikade steht.

Wir sprechen jedem, wer immer er sei, das
Recht ab zu "heilen". Wir machen aus unserer
Krankheit eine Waffe. Denn die einzige Möglichkeit,
sich der Gallensteine, dieser versteinerten,
galligen Rechenpfennige, zu entledigen besteht
darin, von ihnen als einem Projektil Gebrauch zu
machen.

In der Krankheit kommt ein Gewaltzusammenhang
zum Vorschein. Es liegt in der Konsequenz dieser
Tatsache, daß wir unsererseits uns all-überall
weigern müssen, dem Problem anders zu Leibe zu
rücken, als in Begriffen der Gewalt und in der
Organisierung von Gegengewalt.

Wir sind Patienten und wissen, was uns krank
macht: die Ausplünderung des Menschen durch seinesgleichen, durch all jene Fachkräfte, die Ausbeutung behördlich regeln, durch alle Verbraucher
und sonstigen Konsumenten, die sie gerichtlich
bestätigen, durch all die Verhaltensweisen, die
sie ständig neu hervorbringen, durch die ewigen
Herrn und die ewigen Sklaven.

Wir spucken im Vorbeigehen den Psychiatern des
Fortschritts, den Antipsychiatern und den Sozialarbeitern in die Fresse, diesen letzten Ladenhütern
des christlichen Abendlandes mit der Aufgabe die
letzte Verwirrung auf der Ebene des Klassenkampfs
zu stiften. Wir haben sie nicht vergessen, all die
großen Wiedereingliederer vom Mai '68, die Fachkräfte zur Behandlung von Abweichlern, die soweit
gehen, DEM ANSCHEIN NACH die Vorrechte ihrer Klasse
und alles, was ihnen Besitz garantiert zu opfern,
- diese Spezialisten vom Mythos der Entmystifizierung -, die aber bei all dem mit geradezu
haarspalterischer Schläue vergessen, durch TATEN
zu entmystifizieren.

Aus eigener Erfahrung wissen wir auch, daß das,
was uns noch sicherer umbringt, alle die Gefolgsleute und Sympathisanten sind, die daherkommen
und Verständnis heucheln, daherkommen und uns bis
in unsere Behausung hinein beschützen wollen, all
die, die auf uns als auf solche hoffen, die die
Revolution für sie machen, und die dann ankommen
und uns vorwerfen, daß sie, die Revolution, noch
nicht gekommen ist, all das Rollenkriechvolk von
Männern, Frauen, Pfarrern, Führern, Waisen, alten

Mitkämpfern, all die, die Arbeitstherapie in Sachen Politik machen, die Gunstgewerbler der Vermarktung in Sachen "Revolution", die sich als Träger von Tauschwert feilbieten wollen.

Wir haben Funktions- und Organisationsarten ins Leben gerufen, die künftige Gestalten des revolutionären Prozesses antizipierend zum Aufleuchten bringen: Agitationsgruppen, die in der Lage sind, die Selbstregulierung aller Lebensbereiche vorwegzunehmen. Dies unter der Bedingung und für den Fall, daß diese Selbstregulierung von den Gruppen praktiziert wird, die konkret am Klassenkampf teilnehmen.

Wir machen die Erfahrung der Dialektik von Tausch- und Gebrauchswert, des Tauschwerts, der uns einem Netzwerk verdinglichter Beziehungen und Beziehungen des Wetteiferns um Dinge unterwirft, die sich nicht lohnen, die uns aber daran hindern, zum Gebrauchswert vorzudringen, dem Gebrauchswert, der kein anderes Ziel hat, als unsere wirklichen und wahren Bedürfnisse zu verwirklichen, und dadurch das Netzwerk der kleinkrämerischen Warenverhältnisse zu zerreißen.

Wir wollen die Beziehung Objekt-Objekt in die Beziehung Subjekt-Subjekt verwandeln, um sich subjektiv als Objekt zu ergreifen und dadurch auch objektiv Subjekt zu werden.

Der totalisierte Gebrauchswert ist die Revolution, als einziger Gebrauchswert der Zukunft.

Der Vereinzelung, als Voraussetzung und Resultat des kapitalistischen Systems, setzen wir die Mittel zu seiner *Beendigung* entgegen: die überlieferten Trennwände von Grund auf und radikal anzugreifen, wie die Rangordnung der Probleme, wie jedes Wertsystem, das diese Isolation begründet und stützt. Die Widersprüche überall auf die Spitze treiben, die Sabotagepraktiken verallgemeinern (Poliklinik für seelische Gesundheit) usw.

Wir kennen die strategische Bedeutung des Angriffs auf alle Einrichtungen, die der Vereinzelung dienen aus Erfahrung: Verrücktheit-Verstand, Krankheit-Gesundheit, Spaß-Arbeit, Privatleben-Arbeitsstelle, Inneres-Äußeres.

Und wir werden diese Maßnahme verallgemeinern.

Wir haben beschlossen eine internationale Zeitschrift zu veröffentlichen, um dem internationalen Kapital, dem monopolistischen wie dem imperialistischen den Kampf autonomer Gruppen entgegen zu stellen, autonomer Gruppen, die im selben Bewußtsein verbunden sind, durch dieselbe Vorstellungskraft und durch dieselbe revolutionäre Identität. Dies fügt sich in unsere Taktik des multifokalen Expansionismus+ ein. Jede Maßnahme des Spätkapitalismus sondert ihren eigenen Widerstreit ab. Wir sind die RASENDEN NARREN, ein Erzeugnis dieser Gesellschaft, das sie schlechterdings nicht mehr verdauen kann.

Wir sind nicht-justiziabel, nicht-verurteilbar, nicht-psychiatrisierbar, nicht-wiedereingliederbar, nicht zu vermarkten, nicht-amortisierbar...

Wir sind gleichzeitig die geschichtlichen Produkte der kapitalistischen Vorgeschichte und der Sprengstoff, der die eigentliche Geschichte freisetzen wird.

Diese unsere Wesenseinheit rührt daher, daß unsere Explosivkraft aus einem weit gespannten Netz von Widersprüchen besteht, die totzukriegen ein Ding der Unmöglichkeit ist. Denn diese Explosivkraft läßt uns bald in der Art von Psychopathen, bald in der Art von Manikern, bald in der Art von Schizophrenen, bald als Paranoiker reagieren usw. Und es ist unmöglich, darüber im Voraus Bescheid zu wissen. Noch kein Psychiater hat es vermocht, uns auszuspitzeln. Die "Symptome" der "Geisteskranken", die haben nicht wir. Aber ihn, den Psychiater können wir bis in seine Sprache hinein aus Leim und Fassung bringen. Sein Unterbewußtsein ist uns ein *offenbares* Geheimnis. Er weiß, daß wir sein Tod sind.

Wir sind der Faktor X, die große Unbekannte in der unermeßlichen Gleichung, in die uns die Agenten des Kapitals integrieren wollen. Kein Hellseher kann unsere Entwicklung weissagen, denn wir entziehen uns jeder Logik, weil wir die Logik sind.

Internationale der Rasenden Narren

Heidelberg, 1972.

Randglossen und -kommentare

(Bei der Abfassung des folgenden Anhangs mußten
wir uns nach den Fragen einer Verlegerin richten.
Viele dieser Fragen erwecken den Eindruck, daß
sie einen deutschen Durchschnittsleser mit einem
stark reduzierten intentionalen Spannungsbogen
unterstellt, dem gegenüber der vom Autor anvisierte
französische Leser in jedem Fall ein Genie sein
müßte. Die Glossen sind parteiisch verfaßt. Lexika
wurden in keinem Fall bemüht. Sapienti sat est.
Die zu erklärenden Ausdrücke und Zusammenhänge
sind nach Kapiteln in Anlehnung ans deutsche
Alphabet angeordnet.)

Einleitung

anti-psychiatrisch, vgl. Antipsychiatrie: totge-
borener Wechselbalg von Psychiatrie und Optimismus.
Späte sechziger. Namen: Laing, Cooper, Basaglia.
Mehrfach beerdigt, zuletzt März '76 auf dem
Reseau International der Psychiatrie in Paris:
"Tod allen Psychiatern", vgl. "Liberation".
Wiederbelebungsversuche z.Zt. nur noch in der
BRD. Interessenten: gelegentlich Gefühlssozialis-
ten mit gehobenem Anspruch.

cartesianische Normvorstellung: - Betonung auf Norm,
wie "normal" im Unterschied zu "verrückt". Die
Kopflanger täten besser daran, sich nicht auf René
Descartes (latinisiert Cartesius, 17.Jahrhundert)
zu berufen, wenn sie einen Unterschied zwischen
"normal" und "verrückt" festschreiben wollen. Daß
jedes "Ich denke" verrückt ist: eben dies führt
zum selbstkritisch-kritischen, "unerschütterlichen
Fundament" (fundamentum inconcussum) des zu Leb-
zeiten eben deshalb politisch verfolgten, von
Kerkerhaft und Mordanschlägen bedrohten "Irr-
lehrers" Descartes.

Deleuze, Guattari: Namen von Charaktermasken der
Psychiatrie, die sich von manchen Antipsychiatern
(s.o.) durch ihren Glauben an die Ewigkeit der
Krankheit, sogar bezogen auf sog. Geisteskrankheit
"unterscheiden". (Die geschichtsmaterialistische
Kritik des wirtschaftlich bedingten Kategorial-
horizonts jeder sonstigen Wissenschaft, einschließlich der Naturwissenschaften, nachzulesen u.a.
bei Sohn-Rethel, in "Geistige und körperliche
Arbeit", SV 1973 macht ihre Grundthese a priori

indiskutabel.)

Descartes: vgl. cartesianische Normvorstellungen.

drugstores: Trödelläden. Der Autor spielt hier auf gewisse Strömungen bei Drogenabhängigen, Spontis, Freaks, Gammlern usw., d.h. auf die Verfallsformen antiautoritären Widerstands der sechziger Jahre an, die sich unter dem Diktat kapitalistischer Marktmechanismen so bereitwillig wie bewußtlos den Gesetzen serieller Ohnmacht (s.Sartre "Kritik der dialektischen Vernunft", Rowohlt 67) unterwerfen. Einer der vielen ideologischen Reflexe (Fantasmen rund um den Kristallisationspunkt Ware) ist die Antipsychiatrie. Das Instrumentarium der Rückeroberungsstrategen, das sich vor allem gegen Jugendliche richtet, reicht von Drugstore-Unterhaltungssendungen im Rundfunk bis zur "Hafterleichterung" im Strafvollzug, wenn der Gefangene sich unter dem Vorzeichen "soziale Gymnastik" (Gruppendynamik, Psychologie, Gestalttherapie, Anti-Psychiatrie usw.) PSYCHIATRISIEREN läßt. Er kommt dann beim nächsten Mal eventuell über den Psychiater vom Amt ohne Gerichtsverhandlung gleich in die Klapsmühle.

Schizo: steht hier mit "Schizophrenie", "Großpapa", "Guattari" zusammen als Hinweis auf nachtträumerisch-fantasmatische Archaismen (näheres bei E.Bloch "Das Prinzip Hoffnung",Bd.1).

1.Kapitel

Arteriographie: im vorliegenden Zusammenhang Füllung der Blutgefäße des Gehirns mit einem rasch in die Halsschlagader gespritzten Kontrastmittel zwecks Röntgenuntersuchung. Im Unterschied zur Pneumencephalographie ("PEG", "Ence") gilt dieser diagnostische Eingriff als zumutbar, d.h. der Betroffene hat in keinem Fall das Recht, sich gegen seine Durchführung zu wehren.

Asepsis: Zustand nach Beseitigung sog.Krankheitserreger im Operationsfeld und am medizinischen Instrumentarium.

Aspirin - weniger pathogenes Placebo: Aspirin ist ein Serienprodukt gegen Symptome wie Fieber und Schmerz. In Form sogenannter Nebenwirkungen kann es Schäden an inneren Organen (z.B. blutbildendes Knochenmark, feingeweblicher Aufbau der Nieren)

setzen. Placebos (placebo: ich werde gefallen) sind
Betrugsmittel, weil die Wirksubstanz (hier Aspirin)
fehlt. Der Betroffene glaubt nach Aufmachung und
Verhalten - solange er den Betrug nicht merkt und
nicht gekränkt ist - sie sei in dem sogenannten
Medikament enthalten. Das Placebo ist also pharma-
kologisch betrachtet kein Heilmittel und folglich
weniger krankmachend (pathogen).

Basaglia mit seiner Psychiatermannschaft - in
Italien ist eine Art Kork im Sog des internationalen
Niedergangs der Antipsychiatrie. Er weiß Institutionen und Spielregeln für sich zu nutzen und auf
irgendeiner politischen Welle davonzuschwimmen,
wenn er bei Versuchen widerständige Patienten aus-
zutricksen scheitert. Der Autor spielt offenbar
auf die der Basaglia-Crew nachgesagte Neigung an,
im Windschatten der sog.Linksparteien Pöstchen um-
zubesetzen, weiß aber auch Basaglias Verdienste in
Sachen Umkehrspionage zu würdigen (Bücher: "Die
negierte Institution", "Die abweichende Mehrheit",
SV).

Bürgersteig von vorn: besagter Bürgersteig existiert
nur für die *vor* den Mauern, nicht für die dahinter.

c.f.: international gebräuchliche Abkürzung für:
vergleiche (vgl.).

Die Agression: sozialkritisches Stück von Georges
Michel, 1967 (Die Angegriffenen greifen an).

Dogmatil: einer der vielen Fantasienamen, die sich
die Pharmaindustrie für ihre Waren einfallen läßt;
und eine weitere Variation zum Thema: "...der
Klassenkampf bewegt sich heute in der Dimension
kollektiver Fantasmen", Gérard Hof. Am Verhältnis
zum Warenfetisch läßt sich unschwer die Wesenseinheit von klassischem Psychiater - "der nichts weiß
und nichts kann" - und "Anti"-Psychiater - "die
Droge weiß nichts, kann aber alles" - ablesen:
der Psychiater verläßt sich auf die (Staats)gewalt,
der Antipsychiater auf die Gewalt der kapitalistischen Wirtschaft als Fundament des kapitalistischen
Staats. Die Psychiatrie ist damit als überflüssig
gesetzt und zwar durch niemanden sonst, als durch
die Psychiater selbst. Und da gibt es Leute, die
unter "Weltverbesserer" segeln, bloß weil sie gegen
Psychiatrie sind. Sie müssen sich sagen lassen,
daß jede Art Bulle-in-Weiß sie längst links über-

holt hat, und zwar schon lange, bevor die Psychiatrie ein eigenständiges Fach wurde.

Enragés: von Rage, volkstümlicher Ausdruck für Tollwütige. Aus dem französischen.

Entropie: Hypothetischer Wärmetod des Weltalls. Im vorliegenden Zusammenhang steht Wärme als bildhafte Umschreibung für Affekte: der Autor unterstellt, daß die Faseleien dazu gut sind, analog der ungeordneten Molekularbewegung (Wärmedefinition in der Physik) den Gefühlen die Energie so zu entziehen, daß diese Energie sich nicht mehr zurückverwandeln kann, die Gefühle folglich einfrieren. Bei dieser Faselei handelt es sich also um eine trickreiche Strategie den Feind (behandelnden Arzt) affektiv bis zum absoluten Gefrierpunkt zu erschöpfen.

godardiös: vgl. Jean-Luc Godard. Auch in Deutschland weithin bekannter französischer Filmemacher der Moderne (z.B. "Weekend", "Die fröhliche Wissenschaft").

Heften, in besten: umgangssprachliche Redewendung zur Beschreibung des Ensembles hexialer und habitueller Merkmale eines Charakterpanzers (s. W. Reich "Charakteranalyse").

Initiatenschmerz: durch Feuer, Wasser oder (wie hier) Langeweile erzeugter Schmerz, mit der Funktion einer Eintrittskarte in ansonsten geschlossene Gesellschaften (Geheimbünde, Stände, schlagende Verbindungen, Kasten...): hier Ärztestand.

Lateralisation: Fähigkeit Umwelt- und Körpervorgänge, Wahrnehmung und Bewegung einer *Seite* im Raum zuzuordnen. Im transzendentalen Idealismus (s.Kant "Kr.d.r.V.") galten rechts und links als aller Erfahrung vorgegebene und nicht weiter hinterfragbare Grundanschauungsformen (Transzendentalien): linke und rechte Hand sind vor aller Erfahrung (a priori) gleich, aber nicht deckungsgleich; Bild und Spiegelbild sind gleich, aber nicht deckungsgleich usw. Die historische und materialistische Wissenschaftskritik (cf. Sohn-Rethel, s.o.)hat die Entstehungsgeschichte der Grundanschauungsformen aufgedeckt. Danach ist nicht der individuelle Intellekt der systematische Ursprungsort des Raumschemas und seiner Seiten, sondern die gesellschaftliche, geldvermittelte Tausch-

handlung (Äquivalententausch): jeder Einkauf und
Verkauf sieht von allem, außer der Wertform ab
(Realabstraktion), negiert dabei insbesondere Raum
und Seiten der zu tauschenden Waren, die sich ihrerseits gegen diese Negation aufwerfen und (affirmativ) Raum und Seiten im Durchgang durch die Warentransaktion setzen. Das Raumschema ist eine Eigenschaft der Warenform, bevor es (abstrakte) Kategorie wird. Die Fähigkeit, Seiten zu unterscheiden
(Lateralisation) und ein konkurrenzfähiges, d.h.
in der Warengesellschaft "brauchbares" Körperschema
zu entwickeln steht und fällt also mit der Bindung
des Individuums an die gesellschaftliche Synthesis
(Geld als materiellem Korrelat der Wertform) vermittels des Sozialisationsprozesses. Gêrard Hof
hatte es demnach mit einem eigentumspolitischen
Problem zu tun, das an die Wurzeln der vorkapitalistischen Gesellschaft rührt. Eine der vielen
zugehörigen Verlängerungen ist die Psychiatrie
mit allem drum und dran - der Teufel zum Beelzebub.

limbisch: urhaft, umdämmert. (limbisches System im
Zwischenhirn: Generator und Umschaltstation der
Grundstimmung und Affekte, Begeisterung usw.,
Tummelplatz der Psychopharma-Industrie).

Luftencephalogramm (in der ärztlichen Gaunersprache
"Pee-Ee-Gee" oder "Enze"): durch eine in den Wirbelkanal (Rücken in Lenden- oder Nackenhöhe) eingestochene Hohlnadel wird sogenanntes Nervenwasser
(Liquor cerebro spinalis) abgelassen und durch Luft
ersetzt, die in die Innenkammern des Gehirns und
in die Räume zwischen Gehirn und Schädelkapsel aufsteigt. Die Luft gibt einen Schatten im Röntgenbild. Sie verschwindet erst nach Tagen allmählich
unter Ersetzung durch Nervenwasser. Ärztejargon:
Wer vorher keine Kopfschmerzen hatte, der weiß
nach der "Enze", wo er sie herhat. Bei "juristischen Personen" darf diese Untersuchung nur durchgeführt werden, wenn das Opfer durch Unterschrift
einwilligt. Seine Weigerung im Fall eines Rentengutachtens darf ihm formal keine Nachteile bringen.

Lumbalpunktion, diagnostische: eine Hohlnadel wird
in den gekrümmten Rücken des Patienten im Schnittpunkt einer (gedachten) Horizontale von Beckenkamm
zu Beckenkamm und der (gedachten) Achse der Wirbelsäule in den Zwischenraum von z.B. viertem und
fünftem Lendenwirbel gestochen, bis Nervenwasser

(liquor cerbrospinalis) durch die Hohlnadel nach
außen abfließt. Einige Milliliter Nervenwasser
werden im Reagenzglas aufgefangen. Aus dem anteiligen Verhältnis zwischen Zellen- und Eiweißkörpern
kann u.a. auf Entzündungsvorgänge in Gehirn und
Rückenmark geschlossen werden (Diagnostik). Bei
Druckanstieg des Nervenwassers ("Wasserkopf" u.a.)
wird diese Methode auch aus Gründen der Behandlung
angewendet (therapeutische Lumbalpunktion, tödliche
Komplikationen möglich). Ungeachtet der bekannten
Zwischenfälle durch Verletzung von Blutgefäßen,
Nervensträngen usw. gilt die Lumbalpunktion
(Gaunersprache: "El-Pee",L.P.) in jedem Fall als
zumutbar.

Mauern der Asyle (Buch v.R.Gentis): dieser Titel steht
für alle rührseligen und scheinheiligen Ergüsse, wie
sie in bürgerlichen Zeitschriften (Stern, Quick,
Spiegel) und weniger massenschädlichen linken Publikationen seit vielen Jahren periodisch erscheinen.

Montagnards: Mitglieder der radikalen Bergpartei
von 1848 (näheres bei Karl Marx: der achtzehnte
Brumaire des Louis Bonaparte).

Motilitätspsychose: Produkt diagnostischen Etikettenschwindels für Veränderung des Bewegungsablaufs (meist das was man "unruhige Kinder" nennt),
klinisch in der Regel nicht "körperlich begründbar",
gelten als Äquivalente sonstiger psychosrelevanter
Phänomene (wie "Stimmen hören", "Beziehungsideen").

Nacht und Sturm: Film von Alain Resnais (1956) über
Nazi-KZ's.

N'Dop, die Schwarzen von ... bezieht sich auf einen
Eingeborenenstamm.

Neuroleptische Drogen: Arzneimittel mit der Funktion, Spannungszustände zu *lösen*, als deren Ursprungsort das Zentral*nerven*system gilt. Chemisch
handelt es sich dabei hauptsächlich um Abkömmlinge
der Phenothiazine. Der Weg zu ihrer Entdeckung,
gipfelnd in der sog. "neuroleptischen Revolution"
in der Nachkriegszeit, führte über Arzneimittel
gegen meist rheumatisch bedingte Entzündungsvorgänge, vor allem im Rahmen der Allergie, Mittel,
die das Gewebshormon Histamin blockieren (Anti-Histaminika) und nebenbei (Nebenwirkung!) Ermüdung und Gleichgültigkeit erzeugen, ohne Schlaf-
bzw. Narkosemittel zu sein. Zur Schädlichkeit vgl.
Kapitel 3: "Wir mußten die Stadt zerstören, um sie

zu retten": dieses geflügelte Wort aus der Konterguerilla (vgl.Taber "Krieg der Flöhe", List) beschreibt Wirkungsbreite und Wirkungsmechanismen der Neuroleptika treffend. Näheres zur Strukturisomorphie von Management-Medizin-Militär (MMM) s. bei J.C.Polack "Gibt es ein Leben...", TRIKONT 74, S.65.

nosographisch: Schäden beschreibend (Schäden beschreiben nützt nichts. Es kommt darauf an, ihre Ursachen an der Wurzel, d.h. radikal zu beseitigen. Der Rest ist Komplizentum).

ohne, künftig ohne mich: vgl. andererseits "Menschen, die dem Leiden und dem Tod ins Auge blicken können, *ohne auf Magier und Mystagogen angewiesen zu sein*, haben die Freiheit, gegen andere Formen der Expropriation zu revoltieren..." (Illich, Medical Nemesis, S.171).

P.C.B.: Abkürzung für physique, chimie, biologie. Bezieht sich auf das erste Jahr zur Vorbereitung auf das eigentliche Medizinstudium.

Soziabilität: s.auch Sozialisationsprozeß unter Lateralisation. Anpassungsfähigkeit und Anpassungsbereitschaft.

Tartufe: Hauptfigur aus einem Schauspiel Molières, durchtriebener und dennoch betrogener Betrüger.

Topographie: vgl. topographische Anatomie. Darstellung von Gewebsstrukturen in Quer- und Längsschnitt, hier durch projektive Darstellung verschiedener Ebenen und Dimensionen auf mehreren Röntgenschirmen im Blickfeld der Assistenten (Monitor).

Woodbury: s.auch Kap.2: modifizierter Psychotherapeut und Autor von "Körperschema und Wahrnehmungswahn", s.auch Maurice Merleau-Ponti "La phénomenologie de la perception" und "La structure du comportement".

Kapitel 2

Antabus-Tabletten: wie ant(i) = gegen und abusus = Mißbrauch (usus = Brauch). Todesfälle zeigten, daß diese Radikalkur ihrerseits der Mißbrauch in verdinglichter Gestalt ist. Wirkungsweise: Vagusreiz, Gegenregulation des Sympathicus, vegetatives Chaos,

Gefäßkrämpfe- Blockade lebenswichtiger Regulationszentren - "Tod an Herz-Kreislaufversagen". In manchen deutschen Universitätskliniken sollen diese Verekelungskuren zeitweilig auch aus der Mode gekommen sein.

C.E.M.E.A.: Center zur Einübung der Methoden aktiver Ausbildung (centre d'entrainement aux methodes d'education active).

C.R.E.P.S.: Bezirks-Center für Körperertüchtigung (centre regionale d'education physique et des sports).

D.A.S.S.: Direktion des Gesundheits- und Sozialwesens, dem alle Sozialarbeiter unterstehen (diréction des affaires sanitaires et des sociales).
Dora (unterirdische Fabrik): cf. Bernadac, Christian, "Ärzte des Unmöglichen, Auschwitz auf dem Höhepunkt der Endlösung".

XIII.: dreizehntes Arrondissement (Sanierungsgebiet), Universitätsbezirk in Paris, weltbekannt in der neueren psychiatrischen Fachliteratur als preiswürdiges Modell der Sozialpsychiatrie.

D.S.: Automodell der Serie "Citroen DS".

endogener Faktor: typisches Verlegenheitsargument gegen das Begreifen von Krankheit (im Allgemeinen und der Krankheitsursachen im Fall der sog. klassischen Psychosen wie Zyklothymie und Schizophrenie im Besonderen). Endogener Faktor bedeutet im wörtlicher Übersetzung: von-innen-erzeugender-Macher. "Innen" substantiviert Endon, bedeutet dabei nicht etwa im Körper, im Gehirn, in den Genen, in der Seele, in den Eingeweiden, im Unterbewußtsein, in der Entwicklung, in den Gezeiten usw. - nichts von alledem, oder vielmehr all dies zusammen und überall und nirgends dazu (bekannter Spottvers zu diesem Sujet: Leise, leise / zieht das Endon / seine Kreise).

Elektroencephalogramm (Jargon: EEG): Aufzeichnung der Hirnströme (d.h. der Resultanten aus den Aktionspotentialen - gemessen in Millivolt - von Milliarden Nervenzellen pro Zeiteinheit). Rein diagnostische Methode, für sich allein ohne Beweiskraft. Kein "Eingriff", unschädlich in abstracto.

gängige Münze: die sprachlich weniger holperige

Wendung "gang und gäbe" (Vorschlag einer Verlegerin)
vorzuziehen, ist Komplizenschaft beim Eindreschen
auf Bettlägerige, wenn es darum geht, daß sie mehr
Schläge als Brot bekommen weil sie nichts mehr haben,
was sie noch umtauschen könnten. Die Münze prägt die
Gewohnheit, verwandelt Menschen in Waren und Menschenhülsen in Schrott, auf den man eindrischt (zum
Thema Geld vgl.Frühschriften von Karl Marx). Solange
das Kapital die Münze - und diese den "Menschen" -
prägt, solange überhaupt Münzen geprägt werden,
können sich die Verhältnisse nicht bessern, kann
kein Mensch sie bessern, herrscht das Gesetz der
Serie, des Untermenschentums (Sartre).

H.L.M.: habitations à loyer modéres. Meist Elendsquartiere, vornehmer ausgedrückt: Sozialwohnungen.

I.F.O.P.: öffentliches Meinungsforschungsinstitut
(institut francais d'opinion publique).

La Borde: Zentrum französischer Modell-Psychiatrie.
Mit Elektroschocks und pharmakologisch-chemischer
Milligrammgewalt in Retardform sinnreich abge-
stützte Antipsychiatrie und Modifikationen (dort
sind beispielsweise Guattari & Deleuze "Anti-Ödi-
pus", Polack "Gibt es...", TRIKONT 72, u.a.).

Laingsche Linie: leicht abgewandelte Übertragung
des Werbeslogans "Bei uns ist der Kunde König" auf
die Psychiatrie: "Unter den herrschenden Verhält-
nissen hat immer der Patient recht". Für Ronald D.
Laing, Nestor der "Antipsychiatrie", Bücher: "Das
geteilte Ich", "Die Phänomenologie der Erfahrung",
S.V. seit 68, ist der unter der Droge (LSD,
Haschisch usw.), wie der Mensch in der Psychose
und der Mensch, der im Begriff ist neue Liebeser-
fahrungen zu machen, eine Art Tourist im Wunder-
land der Mysterien und der Therapeut sein reise-
kundiger Chauffeur.

letzte Gegebenheiten sind Fetische, Fakten, Machwerk, die ihrerseits Menschen "schaffen", die sie
gesellschaftlich geschaffen haben (cf. Entfremdung
K.Marx). So sind "Gymnastik" und "Homosexualität"
für den "gesunden Menschenverstand" und die bürger-
liche Wissenschaft feststehende Tatsachen, Serienprodukte gleichsam, allseits neutral, nicht dran
zu rütteln, und jeder "wertfreien" Untersuchung
zugänglich. Ihre gesellschaftspolitische Basis in
der Geschichte, Versklavung und Unterdrückung der

Frau bleibt ausgeklammert. Und dieser Ausklammerung hat keine "wissenschaftlichen", sondern nur politische Gründe.

LSD-Gegengift: Betonung auf ...gift, denn auch das LSD kann lediglich Traumbilder herbeizaubern und zwar solche, die kapitalistisch vorprogrammiert sind. Vor die konkrete Utopie (E.Bloch) haben die Verhältnisse ihre Bestimmung durch die integrale Dialektik gesetzt.

machiavellistisch: dem Zweck, zu herrschen um des Herrschens willen, ist jedes Mittel recht. "Der Zweck heiligt die Mittel", Wahlspruch, der dem florentinischen Renaissance-Hofschranzen Machiavelli zugeschrieben wird. "Handorakel oder die Kunst der Weltklugheit" des Jesuiten und Höflings Balthasar Grazian (17.Jahrhundert) formuliert eine Art Machiavellismus für jedermann. Dieser Schritt in Richtung auf Quantifizierung und Säkularisierung ist seinerseits kein machiavellistischer Kniff bzw. Trick. In ihm deutet sich unentfaltet eine Dialektik an, die allem Machiavellismus an Pfiffigkeit überlegen ist. Das Mittel Quantität zerstört den Selbstzweck Herrschaft und erweist die "Herrschaft aller" (die keines Herrschaft ist), als Prinzip *der Befreiung des andern*, die die Garantie der eigenen Befreiung ist (zur Dialektik Prinzip-Mittel-Zweck-Ziel s.Hegel "Phäno", Das geistige Tierreich und der Betrug).

phalangistisch: kommißmäßig. Bedeutungsumkreis seit Mussolini, Hitler, Franco, usw.: faschistische Gewaltherrschaft. Phalanx bedeutet, wie lat. manus (s.bei Homer und Cicero) übrigens Heerschar (Manipel) und ärztliche Behandlung (cf. Manipulation). Für die Verklammerung von Militär Medizin und Managertum im Imperialismus steht der Ausdruck Iatrokratie.

psychotrop in diesem Zusammenhang: dort (Vietnam) erstickt Bayer die Menschen in Giftgas, bei uns vergiftet er sie über "seelenbewegende" Arzneien mit Dummheit. Psychotrop ist ein firmengängig-wissenschaftliches Fantasma, dem die Teilung des Menschen in Körper und Seele zugrundliegt. Gegensatz: somatotrop (körperwirksam). Die Seele ist eine Erfindung der Herrschenden bei Gelegenheit der Verwandlung des Menschen in Ware (Engels u.a.).

Schädel-Hirntrauma: Verletzung des Gehirns durch Gewebsschäden infolge Erschütterung, Prellung und Pressung, und der knöchernen Schädelkapsel (vgl. Schädelbasisbruch), die das Gehirn umgibt. Auslösend sind meist Arbeits- und Verkehrsunfälle. Oft erst nach Jahren Spätschäden, in chronisches Siechtum ausmündend, z.B. "Wasserkopf" (Hirnabbau bis zum Schwachsinn), "Anfallsleiden (Epilepsie)".

Seiten, im allgemeinen von beiden: der Autor hebt hier auf den universalen Verblendungszusammenhang, "in dem jedes Glied dem anderen hilft echt zu erscheinen" (K.Marx) ab. Vgl. auch die Systematik "betrogener Betrüger" (Hegel, Phänomenologie).

Sgraffiato (ital.): Wandkritzelei, Wandmalerei, Wandschmiererei, auch Kritzeleien auf und im Holz usw. Hier: Widerstandshandlung durch Bemalen einer passenden Mauer mit einer Wandparole in denunziatorischer Absicht und im Interesse der Mehrheit gegen die herrschende Minderheit.

Sinistrose: steht als "geistreiche" Verlegenheitsumschreibung für ein fehlendes diagnostisches Etikett: sinister bedeutet "verhängnisvoll", "düster", "schlimm"... . Die Nachsilbe -ose verweist auf Schwund und Chronizität (im Unterschied zu -itis für Entzündung. Apendizitis: Blindarmentzündung/ Nephrose: Nierenschrumpfung).

Sozialarbeiter, Sozialassistent: Sozialarbeiter gehören zum Pflegepersonal. Sozialassistenten zum "wissenschaftlichen" Apparat. (Analoge Verhältnisse auch an deutschen Uni-Kliniken. Übergänge von Institution zu Institution fließend, daher Sozialarbeiter als Sammelbegriff oft bevorzugt.)

Täßchen: ob es sich um Kaffee, Tee oder um ein anderes Getränk handelt, geht aus dem Original nicht hervor (mündliche Mitteilung des Autors: die Pfleger hätten mal dies mal das getrunken!).

Theralene: das Opium des Volkes, die Religion reicht nicht einmal mehr um Kleinkinder zu beruhigen, und den Teelöffel Saft aus der Mohnkapsel, mit dem Bauersleute früher ihren Kindersegen ins Land der Träume schickten darf vonwegen Gesetz nicht mehr sein. Theralene ist eine der vielen Sorten Rein-Chemie gegen geborene Kinder (vgl. im Unterschied dazu Contergan).

Zeichen munteren Entweichens: was Gérard Hof da
für Zeichen aufgefallen sind, seit man muntere
Redewendungen kennt, wie "auf der Flucht er-
schossen", seit man rund um Isolationsfolter nach
chemischen Substraten fahndet, die sog. Fluchtreak-
tionen und sog. Aggressionsverhalten auslösen -
das alles erfährt der ungeduldige Leser im Kap.3.
Auch der folgende Absatz, in dem es um die muntere
Fluchtbereitschaft jedes Rädchens des Bullenappa-
rats in weiß und grün geht, sobald ihn jemand beherzt zur Rede stellt, oder gar zur Verantwortung
zieht, ist wegweisend hinsichtlich des "woraus"
da so entwichen werden kann und wem das jeweils
nützt.

Zombies: aus algerischen Stammesverbänden Ausge-
stossene, denen die Merkmale von Untoten (cf. Dra-
cula) und Fetischen anhaften (tote Gegenstände die
in der Hand des herrschenden Systems zum Schrecken
der Unterdrückten zu Eigenleben erwachen, cf.
Franz Fanon: "Die Verdammten ..."). Im Zusammenhang Metropolen handelt es sich um Exponenten der
Entfremdung in der Systematik Fetischismus der
Warenwelt (K.Marx, Kapital I): Längst abgeschrie-
bene wertlose Karteileichen als Menschen; als
Dinge unendlich wertvolle Demonstrationsobjekte
zur Beschämung aller gesund Kranken die den
"kranken Nachbarn", der's dennoch packt als
Trost und Ansporn gegen den eigenen "Pfahl im
Fleisch" nötig haben.

UNO: United Nation Organisation, Nachkriegsgrün-
dung analog "Völkerbund". Sitz New York (Welt-
ärztebund Fermey/Voltaire).

3.Kapitel

Aminoderivate des Phenothiazins: (Ausgangspunkt
Benzol- und Anilinchemie, cf. BASF u.a.), am
oxydierten und sulfurierten Benzolring hängt
noch eine Stickstoffgruppe. Damit ist das Grundgerüst für weitere Eiweißabkömmlinge (Aminoderivate)
des Phenothiazins skizziert (näheres s.Lehrbücher
der organischen Chemie). Es ist nicht uninter-
essant, daß Kampfstoffe, Medikamente und Insekten-
vernichtungsmittel vielfach dasselbe chemische
Grundgerüst und nicht nur denselben Konzern gemeinsam haben.

Barbiturate: Schlafmittel und rasch wirkende Kurzzeitnarkosemittel, deren Grundsubstanz die Barbitursäure ist, z.B. Luminal, Evipan. Hauptangriffspunkt: Hirnrinde und Kleinhirn. Bei rascher Zufuhr größerer Mengen regelmäßig Atemstillstand, der künstliche Beatmung nötig macht. Andernfalls bleibende Schäden der Hirnsubstanz. Manchmal bleiben nur vegetative Funktionen, wie Atmung, Kreislauf, Verdauung noch längere Zeit intakt (cf. Apallisches Syndrom, "Enthirnung"). Dann werden künstliche Beatmung ("Eiserne Lunge"), künstliche Ernährung usw. oft bis zu dem manchmal erst nach Jahren infolge zusätzlicher Komplikationen eintretenden Tod veranstaltet.

C.G.T. (s.in Kapitel 2): "Kommunistische" Gewerkschaft. Eine der mitgliederstärksten.

Entrismus: Unterwanderungs- und Durchsetzungsstrategie gegen Parteien und Organisationen, indem man in sie "unerkannt" eintritt, um sie für die eigene Sache einzuspannen. Als eines der vielen Merkmale des Trotzkismus (cf.Trotzki) in Verruf.

Fouchet: seinerzeit Erziehungsminister, einer der bestgehaßten Befriedungsstrategen nach Mai '68. (Gelegentlich mit dem anderen Fouchet "verwechselt", s.gleichnamige Novelle von Stefan Zweig.)

Galimathias: Unsinn, Quatsch.

G.E.R.I.P.: Bezirksgewerkschaft psychiatrischer Krankenschwestern.

Heringsbändigerin: steht hier zur Charakterisierung einer Zimmerwirtin und Weichenstellerin (Bahnwärterin), die sich durch die kapitalistischen, sog. freimarktlichen Verhältnisse widerstandlos dazu zwingen läßt, gut Freund mit ihrer Marktware, bestehend aus zusammengepferchten stinkenden Heringen zu sein, aber ihre Mieter und deren Freunde, wegen ihres unseriösen, d.h. nicht-seriellen (= Fabrikwarenmäßigen Aussehens und Auftretens) verabscheut. In "harengère" (Berufsbezeichnung für Fischhändlerin, in übertragenem Sinn auch Fischweib) klingt die umgangssprachliche Bedeutung von Zuhälter, Macker, hier also Kupplerin, allgemein: Unternehmer an.

Graffiti: s.Notiz zu Sgrafiato in Kapitel 2.

I.M.P.: Medizinpädagogisches Institut (institut medico pédagogique). S.zur Funktionsweise ausführliche Fußnote im Text.

Kortikosteroide: Hormone der Nebennierenrinde (Kortex: Rinde), die mit der Regulierung des Mineral- und Zuckerhaushalts zu tun haben.

Lacanismus: Anhänger des Pariser Philosphieprofessors Lacan, der sich um die Transformation des "Schlosserjargons", in dem die Werke des Dr. S. Freud verfaßt sind, in eine salonfähige Philosophensprache (signifiant/signifié) seit vielen Jahren Verdienste erwirbt.

Nouvel Obs: Nouvel Observateur (kein Mensch sagt so). Französische Zeitung, die bei ängstlichen Besitzern und Bürokraten als fortschrittlich und kritisch in zweifelhaftem Ruf steht.

Poujadist: Anhänger von Poujade, glückloser Präsidentschaftskandidat mit mehreren Anläufen, stützte sich vor allem auf die französischen Kleingewerbetreibenden, der politischen Tendenz nach häufig mit Hitler verglichen.

Privas (Stadt im südl.franz.Jura): steht als Ortsbezeichnung für sog.Landeskrankenhäuser (Klapsmühlen) wie "Haar" (bei München), "Weinsberg", "Winnenden", "Wiesloch", "Goddelau", "Ochsenzoll", "Görz", "Triest", "State Hospital XY" usw.usw. Privas ist "überall", wo der Psychobulle noch nicht ins Haus kommt.

Psychiater, nur für den Psychiater: im Kapitalismus geht es immer um Machtverhältnisse. Wo wäre es je um die Sicherheit des Patienten, des Menschen gegangen, außer auf dem Papier (cf. "Recht auf körperliche Unversehrtheit", "Würde des Menschen ist unantastbar").

Rechte, die Rechte sprechen: umgangssprachlich, bedeutet soviel wie: das Machtwort sprechen.

Service: servare, dienen - servus, Sklave. Nicht zufällig entpuppt sich in der Dialektik von Herrschaft und Knechtschaft (Hegel, im Corpus der Phäno) der Dienende als derjenige, nach dessen Pfeife der zunehmend von ihm abhängige "Herr" tanzen muß. In Umkehrung der Verhältnisse (Wesensmerkmal des Kapitalismus: Kopfstand, Chaos, Durcheinander) tritt der Staat dem Volk als Diener gegenüber. Muß er als Herrscher wüten, dann fällt er aus der Rolle, verliert die Maske seines WAREN(käuflichen)-Charakters (Charaktermaske K.Marx), zeigt seine wahre Klassenphysiognomie, seine Relativität und Überwindbarkeit. Ein wütender Service ist ein Widerspruch, der aus der Sicht des herrschenden Systems nicht sein darf. Ihn kann sich die allmächtige, internationale, iatrokratisch verfaßte Pharmaindustrie noch weniger leisten, als ein schäbiger Staatsdiener. Er ist unternehmensgefährdend, wie ein unhöflicher 'Herr Ober' in einem seriösen Ausschank. G.Hofs Konterterror hat den tollwütigen Service, die Quintessenz des weltweit herrschenden Terrors in Milligramm gezwungen, zur Abwechslung einmal ungeschminkt repräsentativ zu werden.

Schmierfett - "... sind Sie es, der sich das Schmierfett liefert": Anspielung auf ..."schmiert die Guillotinen mit des Fürsten Fett...".

Wochenende, ein übers andere exakt: alle vierzehn Tage am Wochenende.

wollten, und nichts mehr heraus haben wollten: die Übersetzung lehnt sich hier - den Erfordernissen des Originals entsprechend - einmal mehr an die Umgangssprache an. Bedeutungsumkreis dieser Redewendung: wenn der Gegner geschlagen, aber nicht besiegt ist, fragt man ihn, ob ihm das reicht, oder ob er noch etwas heraus haben will (s.vor allem bei Kindern im Vorschulalter). Die Metapher "heraus haben wollen" verweist auf Handel und Händel und unterstellt, daß der Geschlagene den vollen Preis bezahlt hat und sich hüten soll, etwa auch noch Kleingeld heraus (= zurück) haben zu wollen; mit anderen Worten: man tut so, als sei man quitt (quitt bedeutet etwa einig).

Vitriol: toxikologisch handelt es sich um ein Ätzgift das, wenn man es beispielsweise jemandem ins Gesicht schüttet zu narbigen Verätzungen (entstellend) und Blindheit führen kann, getrunken zum (narbigen) Verschluß im Verdauungstrakt, wenn es nicht (abhängig von der Menge) unmittelbar tödlich ist. Bei "Meinungsverschiedenheiten" (eigentumsfixierte Eifersucht) meist als "Denkzettel" projektiert (Entwertung durch "Gesichtsverlust").

4.Kapitel

coll.: im Verlagswesen gebräuchliche Abkürzung

für collection, dt. Kollektion.

Erde, Körper, im Original nicht kursiv. Im Vorbeigehen sei angemerkt, daß auch Polack (s.Nachwort, vgl. "Gibt es...",S.65ff.) nicht entgangen ist, daß die Erde zwecks Zerstörung militärisch-generalstabsmäßig in Planquadrate aufgeteilt und verrechnet wird, wie der Körper des Menschen durch Medizin und Management: Im Völkermord am vietnamesischen Volk ist Polack dies Licht angeblich aufgegangen, nicht aber im Völkermord, den Polack, der Psychiater und viele andere mit ihm - ganz im Unterschied zu Gérard Hof - berufsmäßig und tagtäglich nicht nur vor Augen haben, sondern mitpraktizieren. Konsequenterweise - soweit dieser Ausdruck hier irgend angebracht ist - gilt denn auch für ihn und seinesgleichen: "und deines Geistes höchster Feuerflug / hat schon am Gleichnis, hat am Bild genug"; und heute sagt der Gebildete statt Bild: Struktur. Die Struktur samt "Gesetz" und "Recht" als Ausdruck der Eigentumsverhältnisse zu begreifen, den Kampf auch nur gegen die aus der Verwandlung des Menschen in Ware aufsteigenden Fantasmen aufzunehmen, mit denen der berufliche Alltag eines Polack in der Klinik überschwemmt ist, fällt ihm nicht ein. Denn er kann rechnen und weiß was er will: Psychiater bleiben, notfalls anti Anti-Psychiater, aber Psychiater gegen Patienten.

"Kranken": das Anführungszeichen hat die Funktion eines Hinweises darauf, daß aus der Sicht des herrschenden Systems (Iatrokratie) nur krank ist, wer nach den Regeln der ärztlichen Kunst krank = *arbeitsunfähig* geschrieben, klinisiert (Steigerungsform von kriminalisiert), also für "krank" im klinischen Sinn erklärt wird. Beginn des *erklärten* Bürgerkriegs von oben (s. "Der vollständige Krankheitsbegriff", unveröffentlicht).

Machores (lies: Majores) oder Macores (lies Macker): Blutsauger. Zielt auf Schlüsselknechte (sog. Gefangenenwärter) im Unterschied zu Bullen ("Kriminalern") und Schmier ("Verfassungsschützern"). Herkunft: Rotwelsch international, aus den Treibhäusern revolutionärer Krankheit, (vgl. auch Lehnwort aus der Zigeunersprache). Es geht um die Übertragung des Wortspiels: ... ca fait déjà belle lurette que se dernier se considère comme lui même en *tôle*, avec un *tôlier* dans une boîte d'aliénés, pour ainsi dire.

Maßgabe, nach Maßgabe: diese Bullenfloskel taucht in der Übersetzung regelmäßig auf, wenn es um "Entscheidungen" geht. Diese haben für gewöhnlich Angebot und Nachfrage zur Grundlage. Der "Brief einer Patientin" im Anhang, ist ein qualitativer Sprung, will sagen, mehr als nur bestätigende Ausnahme dieser Regel. Das Maß aller Dinge ist eben längst noch *nicht* der Mensch (homo mensura); die *Ware* ist das Maß aller Dinge, darunter auch das des verdinglichten Menschen, und der geldvermittelte Äquivalententausch - Realabstraktion, wo's nicht von selber geht mit Polizeigewalt - geht über Leichen in jedem Fall. Wenn der gesellschaftliche Mensch in einer menschlichen Gesellschaft (K.Marx) den Weg der Entwicklung aller Wesenskräfte des Menschen geht, werden Rückständige da und dort vielleicht noch eine Weile lang Gaben messen, aber kein Ding wird mehr Maß geben.

Meriten: cf. "Orden des pour-le-Merite" (seit 1.Weltkrieg). Bedeutung: Verdienste, in überwiegend "ideeller", manchmal auch finanzieller Hinsicht (zahlt sich für die Einen immer aus, für die Anderen nie).

Novrev: Firmenbezeichnung.

Produktionsverhältnisse. Der Absicht nach müßte es eigentlich Produktivkräfte heißen. Dem historischen Materialismus zufolge sind die Produktivkräfte (Menschen, Technik usw.) das progressive, die Produktionsverhältnisse (Ausbeutung, Unterdrückung) das reaktionäre Moment, das die Produktivkräfte fesselt und hemmt. Produktivkräfte: Krankheit, Produktionsverhältnisse: zugehöriger Krankheitsbegriff (cf. SPK).

P.S.U.: "Sozialistische Partei", entspricht in etwa "unseren" Sozialdemokraten, Jusos, Berlinguers "Kommunisten" (cf. historischer Kompromiß). Partie socialiste unifiée.

Rolle, seine Rolle spielen: ist in der Klassengesellschaft gleichbedeutend damit, sich zu Gunsten der Gesund-Kranken (Herrschenden) gegen die Krank-Kranken kompromittiert zu haben. (Zur Funktion der Rollenstruktur s.Franz Fanon "Die Verdammten...", Anti-Popper).

S.M.I.C.: in allen Berufen seit '68 angehobener Mindestlohn (salaire minimum interprofessionnal).

Sozialassistentin: s.Unterschied zur Sozialarbeiterin im Glossar zu Kapitel 2. Die sektoriale Psychiatrie ist, wie diejenige, die in der BRD "Sozialpsychiatrie" bzw. "Psychiatrie für seelische Gesundheit" genannt wird, für den Anfang eben noch weitgehend Sache des wissenschaftlichen Apparats, eine Foltertechnik, die mit Fingerspitzengefühl (eben wissenschaftlich, äskulapmäßig schlangenschlau) betrieben sein will.

Epilog

andere, und andere Irrenwächter: s.auch Nachwort "Ladenhüter".

Deligny, Fernand: glückloser Versuch einer alternativen Kinderpsychiatrie im Stil von "leben und leben lassen" in den Sevennen, seit 1967. Bücher: "Der Unschuldige und wir" (1975) u.a.

Krumpeln: umgangssprachlicher Ausdruck für Bedenken, Skrupel, Hemmungen, Widerstände, ängstliche Besorgnis ... . Ohne Krumpeln, meist unverkrumpelt, d.h. faltenlos, d.h. glatt ("... Beamte, feige, fett und glatt - die hab ich satt").

Praktik: bei Praxis denkt man - vorausgesetzt es wird - im Deutschen allzuleicht an ärztliche Praxis. Der Autor vermißt an seinen Kollegen das Gegenteil, nämlich befreiende Praxis (Praktik), die in einem Feld von Möglichkeiten zielbezogen, das Gesetz ihres Handelns erfindet (Sartre). Praktik beinhaltet Negation der Negation. Praxis, wenn sie nicht bewußtlose Reproduktion der herrschenden Verhältnisse ist, negierende Affirmation.

übernommen, den Kampf in die eigenen Hände ... : gemeint ist eine Art bewußten, so konzessionslosen wie spielerischen Kampfes, dessen Kriterium zunächst der "Spaß" ist, den er macht (s. "Die Revolte von Vinatier" von Patienten im Anhang zu "Gibt es ...", J.-C.Polack, 73 veröffentlicht). Den Kampf in die eigenen Hände genommen hat jeder längst, sonst bestünde keine Veranlassung, seinen individuellen Protest zu klinisieren.

Anhang 1 und 2

amural: einer der vielen Verschleierungsausdrücke, dessen sich der Terror in Weiß bedient. Sinn in wörtlicher Verdeutschung: Mauern überwindende Psychiatrie. Gemeint können nur die Mauern der Heimstätte von Patienten sein: die Mauern der Klapsmühle müssen als Vor-wände herhalten.

... *kleinkarierten Rahmen fällt*: dem kleinkarierten Rahmen derer, die Verhaltensregeln überwachen, geht es um die *Störer* nicht um die Anpasser (vgl. Arno Plack u.a.). Ausdrucksformen: Sozialprestige (Angeberei) im Wohnbereich, Tätowierungen im Knast, Beiwohngemeinschaften im sog. linken Lager, dasselbe in grün: Beckmessereien im Tausch- und Täuschverkehr usw.

multifokaler Expansionismus (MFE): cf. "Aus der Krankheit...", TRIKONT 72. Zur Phänomenologie des "Dritten" s.auch "Kritik der dialektischen Vernunft", J.P.Sartre, Ro 67.

Spitzenelektronik: dabei handelt es sich, um nur ein Beispiel aus der Politik zu nennen, auch um das Zubehör moderner Isolationsfolterzellen, das in Form der Diathermie Möglichkeiten gezielter, der Wahrnehmung des Betroffenen verdeckter Hirnchirurgie bereitstellt.

Nachwort

JEAN-CLAUDE POLACK UND ANDERE
LADENHÜTER

Ungeachtet aller Warnungen der Herausgeber (vgl. Vorwort zu "Medizin und Profit", M.Gaglio, TRIKONT 73 und Nachwort zu "Aus der Krankheit eine Waffe machen", SPK, TRIKONT 72) stellt sich im vorliegenden Buch der Kampf gegen die Medizin schon wieder als strategisch entscheidender Bereich heraus.

Das hat seinen Grund nicht nur in der Tatsache, daß Krankheit Produktivkraft und Begriff der Produktionsverhältnisse ist (SPK), nicht nur in der Tatsache, daß Krankheit im Schnittpunkt von Umweltzerstörung und Proletariat liegt (Gérard Hof), nicht nur in der Tatsache, daß jeder Revolutionär, der den Arzt braucht, - eben noch keiner war.

Das besondere, artschaffende Merkmal der Gattung Mensch, von der scholastisch-patristischen Überlieferung als atomon eidos und differentia specifica verschleiert und der Zuständigkeit des leider nie nur Haare und dergleichen spaltenden Therapeuten überantwortet (therapeutes hat in der griechischen Kirchenlehre die Bedeutung von Pfaffe), von L.Feuerbach biologisiert und erst durch Marx als *Arbeit* entdeckt und verallgemeinert, ist durch und durch geheime Arztsache geworden.

So hat sich im letzten Jahrzehnt bei mancher Gelegenheit gezeigt, daß die Studentensache, dann die Stadtteilsache, dann die Knastsache, dann die Randgruppensache, dann die Kindersache, dann die Arbeitersache, dann die Parteisache, dann die Bundsache, dann die militärisch-politische Sache, dann die Frauensache, dann die Umweltsache, und die Trip-Joint- und Alkoholsache und die Psychosache sowieso, hermetisch verregelt und verriegelt sind. Und zwar ärztlich. Hat man sich in der einen oder andern Sache tatsächlich einmal übernommen, sei es durch Machtergreifung in der dritten Welt, sei es in der seriellen Ohnmacht irgendeiner Folterzelle, dann läßt man Ärzte kommen.

Die Medizin steuert eben nicht nur die Gattung im Allgemeinen und Besonderen -: jede Medizin ist Arbeitsmedizin wird auch Polack (s.u.) nicht müde zu wiederholen. Der Einzelne steuert mit und bei, und mehr als nur die Steuern. Und wohin geht die Reise? Bestimmt nicht zurück ins Alte Alexandrien, ins klassische Land der ärztlichen Gewaltherrschaft (Iatrokratie), wo Ärzte den Einzelnen durch Vivisektion (Zerstückelung bei lebendigem Leib) zur Hinrichtung vorbereiteten. Wo Automation und Computertechnik das artschaffende Prinzip Arbeit, im Kapitalismus schneller, im Sozialismus gründlicher, der Vergangenheit überantworten, da braucht sich die Iatrokratie nicht mehr darauf zu beschränken, ihre beschränkte Erfüllung in der Bearbeitung kranker Arbeit zu finden (medikalisierte Industrie, industrialisierte Gesamt-Klapsmühle). Sie selbst schwingt sich zum artschaffenden Prinzip auf, wird Arbeit der Arbeit, einzige Arbeit, Arbeit schlechthin. Sie "schafft" den Menschen: den Retortenzwitter nach ihrem Bild, vollendet den planetarischen zum Hirnimperialismus und bringt das produktive Proletariat durch differenzierte Zwangseuthanasie über den Schwanz auf den Hund. Wie gehabt. Das ewige Sterben ist, wenn nicht unter dem Firmenzeichen Äskulapstab, dann unter dem Oberstabsarzt, politisch programmierte Gattungsallgemeinheit.

Aber das war nicht immer so. Steinzeitalt ist die politische Patientenlinie, die mit abergläubischem Fanatismus Krankheit dingfest macht, begreift und überlebt, solange sie Ärzte (Zauberer, Schamanen, Archeater) angreift. Das Fantasma einer Krankheit, die außergesellschaftlichen Ursprungs sei (heilig naturgegeben, gottgewollt, "psychisch", "somatisch", "ganzheitlich"), ist erst so alt wie die Verwandlung des Menschen in Ware, wie die vollentwickelte Geldgesellschaft: knappe dreitausend Jahre. Und wenn der aufrechte Gang des Menschen damit entsteht und entfällt, daß er unter Menschen aufwächst, die aufrecht gehen, ein ausschließlich gesellschaftlich begründeter Umstand, der die niederkommende Frau zum ersten aus-gesetzten Patienten und in der Konsequenz Patienten als Männer und Frauen zum rassistisch verfolgten Sicherheitsrisiko Nummer 1 gestempelt hat, dann muß es wohl schon damals das Medi*zynische* an der Macht gewesen sein, dem die Strategie des subversiven Angriffs zuallererst und zuletzt galt.

Vor den Retortenzwitter Ware-Arzt im Zeichen von Schlagstock und Schlange, als Monopolproduzenten der "Gattung" Tod haben die Lebensverhältnisse seit Urzeiten den Menschen als seinen eigenen Geburtshelfer und als Vollender der menschlichen Gattung gesetzt: ARTEMIS, fertig mit jeder Irrlehre von der "natürlichen Vererbung des Geschicks", fertig mit jeder fertigen Feineleutegesellschaft, waffen- und folglich heilkundig, heimatlos aber unentfremdet, nachtsichtig und dunkelhäutig, Zwitter des fusionierenden Lebens, im Vorzeichen einer von Krankheit befreiten Gesellschaft. (vgl. Francoise d'Eaubonne "Frauen vor dem Patriarchat", dt.unveröffentlicht.)

Eine Aufzählung, die auch als verkürzte Inhaltsangabe des Patientenwiderstands lesbar ist, der bis in die Zeilen dieses Buchs hinein und dazwischen lebendig bleibt.

Wunden, der konzertierten Iatrokratie von Patieenten geschlagen, kann kein Arzt kurieren, keine Natur heilen. Ist das Vertrauen von unten erst einmal futsch und mit ihm der erste Arzt als solcher, dann hat die Reaktion ihr zugkräftigstes Fantasma eingebüßt und ihren Monopolanspruch auf ihre zentrale ökonomische Produktivkraft, die Gewalt in Weiß.

Manche Leser sagen, sie seien "fasziniert von der Direktheit und Konkretheit der Aussagen". Worum es aber geht ist, daß die Kommunikation über das unausrottbare Widerstandsphänomen Symptom heute zunehmend aller Ästhetik den Rang abläuft. Die alte Renaissance ist endgültig vorbei. Das kapitalistische Chaos und seine Überreste können zielsicher nur noch durch die Wunden des Widerstands hindurch entziffert werden. Kommunikation wird wahr, glaubhaft und wesentlich, wo immer sie die kapitalistische Treibhauskultur Krankheit als gegenwendige Sprengkraft entdeckt; heuchlerisch, verlogen und reaktionär, kurz: Fascinosum, wo immer sie noch von freischwebender Kultur getragen ist, von jener Archē, aus der nicht zufällig die Komplementärbegriffe Arzt und Anarchie gebildet sind.

Dem Einen oder Anderen ist vor Jahr und Tag der Gedanke gekommen, die Kleinkriegs- und Konterterrorkampagne von Vinatier sei eine Art praktischer Einlösung tatenlos reiner Schrifterzeugnisse, wie sie sich beispielsweise auch in La Médicine du Capital finden (dt. "Gibt es ein Leben vor dem Tode?", Jean-Claude Polack, TRIKONT 74). Weit gefehlt!

Nein, die Aktionen von Vinatier haben gute zwei Jahre vor Polacks kapitaler Analyse stattgefunden und - Marx sei Dank - auch in der allerneuesten Alternativ-Medizin, die übrigens nicht älter und nicht jünger ist, als jede andere Alibi-Medizin, keine Spuren hinterlassen. Denn der scheu-

klappenbewehrt-gescheite (altdeutsch: gescheute)
Polack ist (Gérard Hof per Fußnote über diesen
(Vor)-Beugemediziner): "Marxist, wenn es ihm
paßt", also garnicht, es sei denn dort, wo er
Marx schreibt, und zwar ab.

Und wenn ich Polack recht verstanden habe, dann
will er der Weltseuche Medizin nur vorbeugen
- durch Vorbeugemedizin;

will er die Ärzte allen Ernstes nur entmachten
- durch Aufklärung der Patienten, damit sie nicht
ständig Unmögliches von ihnen fordern;

will er das Bildungsniveau von Anti-Guerilla-
generalstäblern, in Sachen Impfreaktion, empfind-
lich sensibilisieren
- damit sie nicht Opfer ihrer eigenen plumpen Ab-
wehr- und Umkehrkettenreaktionen werden.

Man blättere ruhig noch mal bei Polack & Co.
nach. Papier ist ein *geduldiger* Patient.

Für die Patientenfront

Dr.med.W.Huber,
§ 129, 4 1/2 J.E.H., 22 Mon.IF. etc.

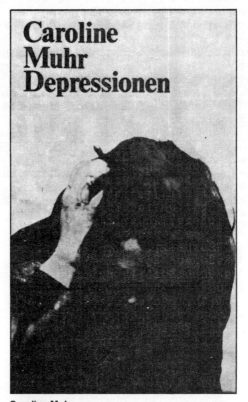

Caroline Muhr
Depressionen
Tagebuch einer Krankheit
224 Seiten, Broschur
Caroline Muhrs Tagebuch führt mitten hinein in die Situation eines psychisch Kranken, in die Auseinandersetzung mit der eigenen Veränderung und dem veränderten Verhalten der anderen, mit der neuen Umwelt der Krankenhäuser und Sanatorien, den Ärzten und ihren Therapien. Die präzisen und intelligenten Aufzeichnungen, die die Autorin während ihrer Krankheit machte, nehmen der bei uns noch vielfach tabuisierten Erfahrung manches von ihrem Schrecken. Sie zeigen, daß jemand, der durch diese Krankheit hindurchgegangen ist, mehr von sich und den komplizierten Zusammenhängen des Lebens versteht.

k&w
Verlag Kiepenheuer & Witsch